Divertikulitis Kochbuch

Das große Kochbuch mit 150 leckeren und entzündungshemmenden Rezepten für beschwerdefreies Leben!
Inkl. 14 Tage Anti- Entzündungsplan & Ernährungsratgeber

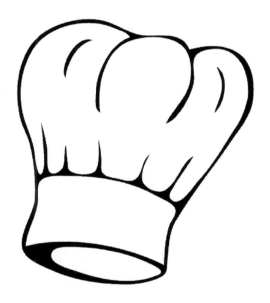

Hermine Krämer

2. Auflag

2022

© Alle Rechte vorbehalten

Divertikulitis Kochbuch

Inhaltsverzeichnis

Inhaltsverzeichnis *2*

Einleitung 7

Über die Autorin 7

Divertikulitis verstehen - Was sind Divertikel und woher kommen sie? 8

Die verschiedenen Phasen der Erkrankung 9

Symptome einer Divertikulitis 10

Diagnose / Behandlungsmöglichkeiten 10

Lebensmittel, die gemieden werden sollten 12

Lebensmittel, die bevorzugt gegessen werden sollten 12

10 Ernährungstipps bei Divertikulitis 13

Rezepte 14

   Frühstück *15*

      Quark mit gemischten Früchten 16
      Bowl mit Quinoa 17
      Porridge mit Blaubeeren und Mandelmilch 18
      Hüttenkäse mit Brombeeren und Hafer 19
      Müsli mit Buttermilch und Früchten 20
      Buchweizengrütze mit Topping aus Schoko und Banane 21
      Russische Eier 22
      Quark-Quinoa-Auflauf mit Früchten 23
      Fladenbrot mit Rührei und Pilzen 24
      Brötchen mit Frischkäse, Cheddar und gekochtem Schinken 25
      Pochierte Eier mit Joghurt-Kräutersoße 26
      Toast mit Avocado und Koriander und pikantem Tomatensaft 27
      Reis mit Joghurt und frischen Früchten 28
      Maiswaffeln mit Artischockencreme und Mandeln 29

   Mittagessen *30*

      Hähnchenpfanne mit Brokkoli und Paprika 31
      Wildreis mit Chili sin Carne 32
      Süßkartoffeln mit Paprika und Kräutern 34

Karottenrohkost mit Lupinenbratlingen 35
Sesamlachs mit Zucchini-Spaghetti und Pesto aus Avocado 36
Kartoffel-Spitzkohl-Curry-Kurkuma-Pfanne mit Kokosmilch 37
Hirse-Karotten-Bratlinge mit Sauerkraut 38
Rosenkohl mit Walnüssen und Apfel 39
Buchweizen mit Ofengemüse 40
Mit Couscous und Aprikosen gefüllte Zwiebeln 41
Gratin mit Sauerkraut und Apfel 42
Kabeljau mit Salat und Nüssen 43
Polenta mit Spinat-Fenchel-Gemüse 44
Spaghetti mit Tomaten-Gemüse-Pesto 45

Abendessen *46*
Paprika-Kartoffel-Gulasch 47
Gebackenes Gemüse mit Dattel-Zimt-Joghurt-Dip 48
Blumenkohlbratlinge an Minzjoghurt 49
Backkartoffeln mit Roter Bete 50
Putenroulade an Püree aus Süßkartoffeln 51
Putenouladen mit Gemüse und Reis 52
Nudeln Carbonara 53
Reispfanne mit Garnelen, Paprika, Bohnen und Mango 54
Lamm-Kebap mit Joghurtsoße 55
Vegetarischer Flammkuchen 56
Nudeln mit Sahnesoße 57
Croque mit Schinken und Tomate 58
Crostini mit Erbsen 59
Gebratenes Brot mit Kirschtomaten und Zucchini 60

Aufstriche *61*
Grünkernaufstrich mit Oliven und Tomaten 62
Veganer Aufstrich mit Walnüssen und schwarzen Bohnen 63
Brotaufstrich mit Rucola und Karotten 64
Hummus mit Chili 65
Aufstrich mit gebrannten Mandeln 66
Aufstrich mit Holunderblüten und Mandeln 67
Pikante Tomatenmarmelade 68
Aufstrich mit grünen Tomaten 69
Labneh 70
Pflaumenaufstrich 71
Hummus mit Roter Bete 72
Hummus mit Bärlauch 73
Apfel-Brombeer-Aufstrich 74
Mandelmus 75

Dips & Fingerfood *76*
Tortilla-Chips mit Dipps 77

Ananas-Barbecue-Dip 78
Avocado-Dip 79
Dip mit Krabben, Radieschen und Gurke 80
Vegane Mini-Wraps 81
Bärlauch-Dip mit Gemüsebratlingen 82
Guacamole-Dip 83
Schwarze-Bohnen-Dip 84
Mango-Curry-Dip 85
Tomaten-Dip 86
Dattel-Honig-Dip 87
Gemüsesticks mit Hüttenkäse 88
Dip mit Oliven 89
Pikanter Mango-Dip 90

Snacks *91*
Joghurt mit Beeren und Haferflocken 92
Englischer Brot-Pudding 93
Schinken-Tomate Baguette 94
Leckere Burger 95
Kokos-Aprikosen-Riegel 96
Joghurt Eis mit Beeren 97
Crostini aus Erbsen 98
Leckere Plinsen 99
Dinkel-Brötchen 100
Leckere Brotecken in Olivenöl 101
Spargelcremesuppe 102
Schokoladen-Bällchen 103
Gefüllte Lebkuchen 104
Kartoffelgratin 105

Salate *106*
Salat mit Quinoa 107
Rote-Bete-Salat mit Ziegenkäse 108
Salat mit Rucola und Gemüsenudeln 109
Spargel-Karotten-Burrata-Salat 110
Mediterraner Nudelsalat 111
Kartoffelsalat mit Feta 112
Mediterraner Nudelsalat 113
Salat mit Gurken, Radieschen und Feta 114
Fruchtiger Kartoffelsalat 115
Obstsalat mit Vanillequark 116
Apfel-Karotten-Salat 117
Lauwarmer Kicherbsen-Kürbissalat 118
Salat mit Pilzen, Feta und Zucchini 119
Champignons und Kürbis auf Feldsalat 120

Suppen *121*
   Ramen-Miso.Suppe 122
   Spargelsuppe 123
   Gemüsesuppe nach asiatischer Art 124
   Zucchinisuppe 125
   Blumenkohlsuppe mit Pastinaken und Mandelmus ... 126
   Rinderbrühe 127
   Karottencremesuppe mit Nuss-Croûtons 128
   Gemüsesuppe mit Fisch 129
   Wintersuppe mit Roter Bete, Birne und Kokos 130
   Hühnersuppe mit Pilzen und Nudeln 131
   Fischsuppe mit ordentlich Knoblauch 133
   Kohlsuppe mit Lauch und weißen Bohnen 134
   Tomatensuppe mit geröstetem Brot 135
   Kartoffel-Fenchel-Suppe 136

Brot/Brötchen *137*
   Dinkel-Vollkornbrötchen 138
   Burger-Buns aus Sauerteig 139
   Vegane Burger-Brötchen 140
   Glutenfreie Brötchen 141
   Roggenbrötchen 142
   Schwäbische Brötchen 143
   Sontagsbrötchen 144
   Haferbrot 145
   Kürbisbrot 146
   Veganes Bananenbrot 147
   Rustikales Vollkornbrot 148
   Tomatenbrot 149
   Rosinensemmeln 150
   Schnelle Hefebrötchen 151

Desserts *152*
   Schokoladenpudding mit Himbeeren und Chia 153
   Quarkkeulchen 154
   Vollkorn-Crumble mit Früchten 155
   Soufflé mit Johannisbeeren 156
   Joghurteis mit Beeren 157
   Walnussplätzchen 158
   Brotpudding 159
   Zwetschgenkuchen 160
   Apfeltarte 161
   Käsekuchen 162
   Tarte mit Stachelbeeren 163
   Erdbeer-Vanille-Tarte 164

Apfelcrumble 165
Erdbeer-Crumble mit Kürbiskernen 166

Smoothies *167*
Smoothie mit Erdbeeren, Kiwis und Papaya 168
Karotten-Spinat-Sellerie-Smoothie 169
Mango-Ingwer-Smoothie 170
Kokos-Heidelbeer-Smoothie 171
Blaubeer-Smoothie 172
Pikanter-Pampelmusen-Smoothie 173
Rote-Bete-Smoothie 174
Smoothie mit Brunnenkresse 175
Apfel-Cranberry-Smoothie 176
Kräuter-Früchte-Smoothie 177

Schlussworte **178**

14 Tage Ernährungsplan **179**

Haftungsausschluss **181**

Urheberrecht **181**

Impressum **181**

Einleitung

Der Darm – ein großes Mysterium und ein Organ, dass nicht nur durch seine opulente Länge und Funktion beeindruckt, sondern auch einen maßgeblichen Anteil an einem funktionierenden Immunsystem beiträgt.

Häufig unterschätzt, belächelt und sogar als „ekelig" oder ähnliches bezeichnet, weiß man den eigenen Magen-Darm-Trakt häufig erst dann zu schätzen, wenn Schmerzen, Verdauungsprobleme und ähnliches entstehen.

Mit diesem Kochbuch tun Sie nicht nur sich selbst etwas Gutes in einer akuten Erkrankung, sondern

Sie nehmen Ihren Darm auch bewusster wahr, lernen ihn schätzen und vielleicht sogar lieben.

Ein Wunderwerk der Natur, der immer gut funktioniert, wenn Sie ihm auch etwas Gutes tun.

Trotzdem ist bei Divertikulitis in der akuten Phase Vorsicht geboten. Hier könnten gesunde Lebensmittel, z.B. Vollkornprodukte, die Gesamtsituation gar verschlechtern.

Über die Autorin

Hermine Krämer weiß, von was sie redet, wenn es um Magen-Darm-Erkrankungen und Ernährung geht.

Hier ist der Slogan: „du bist, was du isst" mehr als zutreffend. Eine gesunde, ausgewogene Ernährung kann gesund erhalten, zu viel Fett, Zucker und andere belastende Stoffe können krank machen.

Das wissen viele und trotzdem ist gerade bei Divertikulitis alles anders – gesunde Lebensmittel stehen, zumindest kurzfristig, auf dem Index, da sie noch mehr Probleme verursachen könnten.

Daher wird meist auf weniger problematische Lebensmittel zurückgegriffen, die jedoch nicht unbedingt gesünder sind.

Ein schmaler Grat, der sich auftut und vieler Informationen und Gespräche bedarf.

Mit Therapeuten, Ärzten, Pflegekräften, Betroffenen und Angehörigen steht daher Hermine Krämer als Ernährungsberaterin einer großen Klinik im regen Austausch, immer mit dem Blick gerichtet auf die Erkrankung und deren Behandlung.

Divertikulitis verstehen
Was sind Divertikel und woher kommen sie?

Divertikel sind Ausstülpungen im Darm. Diese hat fast jeder, meistens machen sie auch keine Probleme. In der Regel sind diese sackförmigen Konstrukte auf den Dickdarm beschränkt, können aber im ganzen Darm vorkommen und unter Umständen Probleme machen. Liegen Divertikel vor, spricht man medizinisch erst einmal von Divertikulose. Dies ist nichts anderes, als dass festgestellt wurde, dass Divertikel vorhanden sind. Diese können vereinzelt, aber auch sehr zahlreich auftreten. Eine Divertikulitis liegt erst vor, wenn sich eine oder mehrere dieser Ausstülpungen entzündet. In der Regel treten auch erst dann Probleme wie Bauchschmerzen, Übelkeit, Erbrechen, Blutabgang mit dem Stuhl oder ähnliches auf. Divertikel können dabei angeboren sein oder sich im Laufe eines Lebens entwickeln. Es gibt dabei echte und falsche Divertikel.

- **Echte Divertikel:** die ganze Darmwand ist ausgestülpt, dadurch der Divertikel relativ groß.

- **Falsche Divertikel:** sogenannte Pseudodivertikel. Diese bahnen sich durch Lücken in der Muskulatur.

Für das Entstehen von Divertikel gibt es mehrere Ursachen:

- Altern – mit höherem Lebensalter steigt auch die Erkrankungsrate.
- Übergewicht (Adipositas) – durch eine insgesamt höhere Belastung des Magen-Darm-Traktes und das Gewicht, dass Organe verschiebt, drückt und zieht.
- Stuhlgangprobleme – Verstopfung, Pressen etc.
- Rauchen – führt zu einer schlechteren Durchblutung des gesamten Körpers, der Organe und damit auch zu einer langfristigen Funktionseinschränkung des Darmes
- Medikamente – z.B. Schmerzmittel (beispielsweise NSRA, also nichtsteroidale Antirheumatika) stehen im Verdacht.
- Verletzungen im Gefäßsystem, auch von Gefäßen, die an Darmstellen sind, die besonders leicht Divertikel ausbilden.
- Und viele Ursachen, die nicht bekannt sind.

Eine Divertikulitis entsteht immer dann, wenn sich in diesen Aussackungen Abfallstoffe (z.B. Nahrungsreste) ansammeln und durch die Darmperistaltik nicht weiterbefördert werden können. Bleiben diese Stoffe in den Divertikeln länger hängen, entstehen hier (z.B. durch die Darmbakterien) Entzündungen, die schwerwiegend und schmerzhaft sein können.

Das können Sie tun:

- Übergewicht reduzieren – dadurch wird das gesamte Organsystem entlastet.
- Stuhlgangproblemen entgegensteuern – z.B. mit einer gesunden Ernährung, Bewegung, ausreichend Trinken.
- Beachten Sie Veränderungen – z.B. Blutauflagerungen, Schmerzen, Stuhlverhalt oder ähnliches können ein Symptom sein, dass etwas nicht stimmt.

Die verschiedenen Phasen der Erkrankung

Eine Erkrankung im eigentlichen Sinne liegt erst dann vor, wenn sich die besagten Probleme wirklich einstellen. Nur das Vorhandensein von Divertikeln birgt zwar ein Risiko in sich, ist jedoch keine Erkrankung.

Trotzdem erfolgt eine Divertikulitis in drei signifikanten Phasen:

- **Unkomplizierte Divertikulitis:** Einer oder mehrere der entstandenen Divertikel haben sich entzündet, diese Entzündungen sind jedoch lokal begrenzt, betreffen nur die Darmwand. Beschwerden liegen trotzdem vor, auch massive Schmerzen können vorhanden sein.
- **Komplizierte Divertikulitis:** Die Divertikel haben sich entzündet, Abszesse gebildet, die Entzündungen sind nicht mehr lokal begrenzt, sondern breiten sich aus. Diese Reizungen können Löcher in der Darmwand verursachen (Darmdurchbruch), Darmverschlüsse begünstigen oder durch den Austritt von Bakterien, Stuhl und Nahrungsresten in den Bauchraum verursachen. Eine Bauchfellentzündung (Peritonitis) kann entstehen, welche häufig lebensbedrohlich ist, aber aufgrund der schwerwiegenden Symptome meistens gut diagnostiziert und dann auch behandelt werden kann.
- **Chronisch rezidivierend:** Eine Divertikulitis manifestiert sich, heilt nicht mehr richtig aus und kehrt immer wieder zurück. Dabei können die Phasen der Beschwerdefreiheit und die der akuten Erkrankung teils sehr unterschiedlich in der Länge sein. Auch die Beschwerden können sich sehr diffus

ausprägen. Eine gezielte Behandlung gestaltet sich häufig als schwierig.

Symptome einer Divertikulitis

- Schmerzen – im Bereich des Bauches, aber auch in den Rücken, die Beine und Richtung Herz ausstrahlend. Daher ist eine gezielte Diagnostik unabdingbar.
- Fieber – wie bei jeder Entzündung versucht sich der Körper mittels Fieber selbst zu helfen.
- Blähungen – durch die entzündlichen Prozesse, aber auch durch die Verdauung entstehen Gase, die Blähungen verursachen können.
- Blutabgang – über Stuhl oder Urin sind immer ein Indiz für eine vorliegende Entzündung oder eine Verletzung.
- Schmerzhaftes Wasserlassen, häufigeres Wasserlassen – vor allem durch die Schmerzen im Bauchbereich bedingt.
- Und andere, teils diffuse Beschwerden.

Diagnose / Behandlungsmöglichkeiten

Um eine Divertikulitis behandeln zu können, ist erst einmal eine ausreichende Diagnostik erforderlich.

Diese kann einige Zeit in Anspruch nehmen und ist in der Regel mit einem stationären Aufenthalt in einem Krankenhaus verbunden.

- **EKG:** Um eine Herzproblematik für die bestehenden Beschwerden auszuschließen.
- **Ultraschall des Bauches:** Hier zeigen sich Problempunkte im Darm. Ebenso sind Ausstülpungen unter Umständen (je nachdem, wie gut sichtbar aufgrund von Bauchfett) gut zu erkennen.
- **Urinuntersuchungen:** Liegt ein Harnwegsinfekt vor und verursacht dieser die Bauchschmerzen und Beschwerden beim Wasserlassen?
- **CT des Bauches:** Mittels einer Computertomographie kann die genaue Ursache für die Beschwerden festgestellt werden.

- **Magen- und Darmspiegelung:** hierbei können die einzelnen Divertikel begutachtet werden. Nahrungsreste können herausgespült werden, Entzündungen lokalisiert werden. Auch zur Verlaufskontrolle kann eine Darmspiegelung sinnvoll sein, gerade, wenn die Divertikulitis schon sehr weit fortgeschritten war oder schon chronisch ist.
- **Laboruntersuchungen (Blut):** hier werden die Entzündungsparameter (z.B. CRP, Leukozyten) bestimmt, welche eine Entzündung nachweisen können.

Je nach Art der Divertikulitis kann die Behandlung weitreichend und umfangreich sein.

In aller Regel wird eine Therapie mit Antibiotika eingeleitet, welche meistens gerade in der ersten Zeit über Infusionen gegeben wird und daher auch stationär erfolgen muss.

- **Antibiotika:** In der Regel werden im Rahmen einer Darmspiegelung kleine Gewebsproben entnommen, welche auch einen Aufschluss über die Art der Bakterien geben können. Dann kann eine gezielte Therapie erfolgen, meistens wird eine Divertikulitis bis zum Vorliegen eines eindeutigen Befundes mit einem Breitbandantibiotika behandelt.

- **Ballaststofffreie Ernährung:** Ballaststoffe sind das, was unsere Verdauung in der Regel anregt und immer als gesund propagiert wird. Prinzipiell ist dies richtig. Im akuten Krankheitsfall sollte aber auf Vollkornprodukte (wegen Kernen, Samen etc.) verzichtet werden, da sich diese nur allzu gerne in den Divertikeln festsetzen und wiederum Probleme verursachen. Beim reinen Vorhandensein von Divertikeln ist jedoch eine ballaststoffreiche Ernährung zu bevorzugen, um die Darmperistaltik anzuregen.

- **Medikamente zur Stuhlregulation:** Weichmacher, ausreichende Flüssigkeitszufuhr über Infusionen und anderes können für eine bessere Verdauung und sanftere Toilettengänge sorgen.

- **Operation:** Bei chronischen Verläufen oder Darmperforation hilft in der Regel nur eine Operation. Dabei wird das erkrankte Stück entfernt und die beiden Enden wieder zusammengefügt. Ist dies nicht möglich, wird ein künstlicher Darmausgang über die Bauchdecke als kurz- oder langfristige Lösung notwendig.

- **Parenterale Ernährung / Karenz:** Um den Darm zu entlasten kann es kurzfristig notwendig sein, auf Nahrung zu verzichten oder diese intravenös in Form von hochkalorischen Eiweißlösungen zuzuführen.

Lebensmittel, die gemieden werden sollten

- Fettreiche Lebensmittel (z.B. fettes Fleisch vom Schwein)
- Tierische Produkte (z.B. Eier, Milch) sollten nur sparsam eingesetzt werden
- Vollkornprodukte und grob fasrige Lebensmittel (z.B. Spargel) sollten vermieden werden, aber nur während der akuten Erkrankung und in der Behandlungsphase
- Softdrinks, Alkohol, Kaffee
- Frittiertes (z.B. Pommes frites)
- Industriell hergestellte Lebensmittel (z.B. Fast Food, Fertiggerichte)
- Harte, spitze, Nahrungsmittel (z.B. Körner, Samen, Nüsse und Kerne)
- Stopfende Lebensmittel (z.B. Bananen, Schokolade, Kakao)

Lebensmittel, die bevorzugt gegessen werden sollten

- Im Akutstadium ist Nahrungsverzicht zu bevorzugen. Dann kann mittels Getränken (stilles Wasser, ungesüßter Tee, fettarme Brühen) der Darm entlastet werden.
- Geflügelfleisch, aber auch nur in geringen Mengen bzw. nicht zu jeder Mahlzeit
- Obst und Gemüse, welches aber gut gekaut wird und leicht verdaulich ist (z.B. Tomaten und Gurken wegen des hohen Wasseranteils)
- Lebensmittel, die die Verdauung anregen

Ist die Akute Phase überstanden, ist ein langsamer Kostaufbau wichtig. Dabei sollten Ballaststoffe, die während der Divertikulitis eher vermieden werden sollten, wieder fest integriert werden.

10 Ernährungstipps bei Divertikulitis

- **Schonkost:** Leicht verdauliche Lebensmittel sollten bevorzugt werden. Reizarme, fett- und zuckerreduzierte Nahrungsmittel belasten das in Mitleidenschaft gezogene Darmsystem nicht noch zusätzlich.

- **Probiotika:** Antibiotika verursachen nicht selten ein Absterben von „guten Darmbakterien". Daher werden sie vorwiegend intravenös gegeben. Oral eingenommene Antibiotika sind deutlich belastender für den Magen-Darm-Trakt. Probiotika in Form von Milchprodukten, Tabletten oder ähnlichem, können die Darmflora unterstützen und wieder aufbauen, damit der Darm sich selbst besser heilen kann. Wichtig ist nur, dass Milch- und Milchprodukte nicht mit oralen Antibiotika direkt zusammen eingenommen werden sollen, da sich beide in ihrer Wirkweise abschwächen.

- **Getränke:** Auf zuckerhaltige Getränke sollte verzichtet werden. Aber auch Wasser mit Kohlensäure ist nicht sinnvoll. Zuckerfreie Tees und stilles Wasser ist in der Akutphase zu bevorzugen. Auch Kaffee sollte vermieden werden, aufgrund der Säurenbildung im Körper.

- **Scharfe Lebensmittel:** Diese sollten auf dem Index stehen. Sie reizen nur zusätzlich und können so auch während der Behandlung die Beschwerden erneut hervorrufen oder sogar verschlimmern.

- **Nahrung sollte schonend zubereitet werden:** Dünsten, Dämpfen und Kochen sind besser als Frittieren, Braten und Überbacken.

- **Öle:** Fett sollte generell vermieden werden. Wenn dann sollten kaltgepresste, hochwertige Öle zum Einsatz kommen (z.B. Olivenöl). Margarine, Sonnenblumenöl etc. begünstigen hingegen Entzündungen.

- **Bunter Teller:** Viel Obst, Gemüse und magerer Fisch sollten gegessen werden.

- **Mahlzeiten:** Mehrere kleine Mahlzeiten sind im Erkrankungsfall besser, als wenige große Mahlzeiten. So ersparen Sie dem Darm unnötigen Stress und sich die Entstehung von Schmerzen und Problemen.

- **Zeit:** Nehmen Sie sich Zeit zum Essen. Essen Sie im Sitzen, nicht im Stehen und kauen Sie mehr als sonst. Gerade das Kauen erleichtert die Verdauung ungemein, da gröbere Bestandteile nicht erst aufwendig zerlegt werden müssen.
- **Vermeiden Sie Stress:** Ihr Darm ist unmittelbarer Faktor Ihres Immunsystems. Stressen Sie sich und Ihren Darm nicht noch mehr. Nehmen Sie sich Zeit um gesund zu werden. Ihre Sinne und Ihr Lebensgefühl neu auszurichten und den Blick in Richtung einer gesünderen Lebensweise auszurichten.

Rezepte

In diesem Kochbuch finden Sie eine bunte Mischung an verschiedenen Rezepten.

Sie finden Rezepte für das Frühstück, Mittag- und Abendessen, aber auch für verschiedene Snacks, Smoothies und Desserts.

Die Rezepte kommen ohne Fotos aus, da diese mit höheren Kosten verbunden sind. Das kommt Ihnen zugute, da das Kochbuch ansonsten wesentlich kostspieliger wäre.

Mir ist es jedoch wichtig, dass alle in den Genuss einer Divertikulitis „freundlichen" Küche kommen, weshalb ich bewusst auf Fotos und Bilder verzichtet habe.

Die Rezepte sind ausführlich beschrieben, dass Sie keinerlei Probleme haben sollten, diese nachzukochen.

Ich wünsche Ihnen viel Spaß beim Ausprobieren!

Ihre

Hermine Krämer

Frühstück

Ein leckeres und gesundes Frühstück ist der beste Start in den Tag.

Die erste Mahlzeit des Tages sollte alle wichtigen Nährstoffe enthalten.

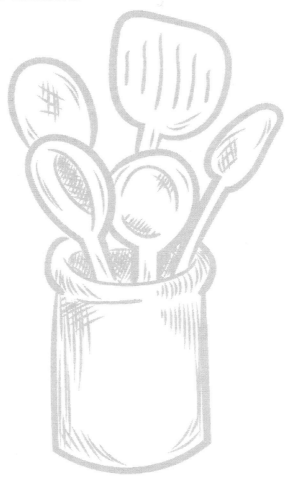

Frühstück

Quark mit gemischten Früchten

Fertig in: 10 Min

Portionen: 2

Nährwerte pro Portion: Energie 406 kcal; Eiweiß 23,5 g; Kohlenhydrate 3 g

Zutaten:

- 3 EL Magerquark
- 3 EL Frischmilch
- 1 EL Weizenkeimöl
- 1 EL Leinöl
- 1 Handvoll frisches Obst
- Zitronensaft
- 1 TL Honig
- Nüsse

Zubereitung:

1. Obst waschen.
2. Dann alle Zutaten pürieren.
3. In Schüsseln füllen, mit gehackten Nüssen bestreuen.

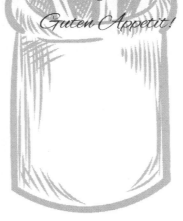

Guten Appetit!

Frühstück

Bowl mit Quinoa

Fertig in: 30 Min

Portionen: 2

Nährwerte pro Portion: Energie 676 kcal; Eiweiß 19 g; Kohlenhydrate 83 g

Zutaten:

- 170 g Quinoa
- 500 ml Mandelmilch
- 2 EL geschroteter Leinsamen
- 1 EL Ahornsirup
- ¼ Banane
- 100 g Blaubeeren
- 50 g Walnüsse
- 1 TL Ceylon-Zimt

Zubereitung:

1. Quinoa heiß abspülen, abtropfen lassen.
2. Mandelmilch, Quinoa, Ahornsirup, Zimt und Leinsamen in einen Topf füllen, vermischen, dann ca. 18 Minuten köcheln lassen, mehrmals umrühren.
3. Banane in Scheiben zerschneiden, Walnüsse hacken.
4. Blaubeeren waschen, zur Seite legen.
5. Quinoa-Brei mit Nüssen, Blaubeeren und Bananenscheiben bestreuen.

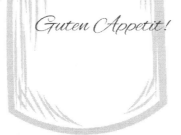

Guten Appetit!

Frühstück

Porridge mit Blaubeeren und Mandelmilch

Fertig in: 15 Min

Portionen: 1

Nährwerte pro Portion: Energie 350 kcal; Eiweiß 9 g; Kohlenhydrate 33 g

Zutaten:

- 3 EL Haferflocken
- 150 g Mandelmilch, Natur
- 2 Datteln
- ½ EL Kokosöl
- 1 EL geschroteter Leinsamen
- 25 g Blaubeeren
- 15 g Haselnüsse
- ½ Mandarine
- ½ Apfel
- 2 Gewürznelken
- Etwas Kardamompulver
- ½ TL Kurkuma
- Etwas Ceylon-Zimt

Zubereitung:

1. Datteln kleinschneiden, mit Haferflocken und Mandelmilch aufkochen, dann ca. 6 Minuten quellen lassen.
2. Kokosöl, Leinsamen und die Gewürze zum Porridge geben.
3. Apfel und Blaubeeren waschen.
4. Mandarine abschälen, alles kleinschneiden. Haselnüsse hacken.
5. Zum Schluss Mandelmilch-Gewürz-Porridge mit Mandarine, Apfel, Blaubeeren und Nüssen garnieren.
6. Mit Blaubeeren, Nüssen, Mandarine und Apfel bestreuen.

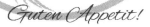

Frühstück

Hüttenkäse mit Brombeeren und Hafer

Fertig in: 15 Min

Portionen: 1

Nährwerte pro Portion: Energie 350 kcal; Eiweiß 24 g; Kohlenhydrate 28 g

Zutaten:

- 100 g Bio-Hüttenkäse
- 2 geh. EL Haferflocken
- 1 EL geschroteter Leinsamen
- 75 g Naturjoghurt
- 40 g Brombeeren
- 1 EL Kürbiskerne
- Etwas Ceylon-Zimt
- Etwas Ingwer
- Jodsalz

Zubereitung:

1. Ingwer schälen, reiben.
2. Haferflocken, Leinsamen, Hüttenkäse, Honig, Joghurt, Ingwer und Jodsalz vermischen.
3. Brombeeren waschen.
4. Hüttenkäse in eine Schüssel füllen, mit Kürbiskernen und Brombeeren bestreuen.

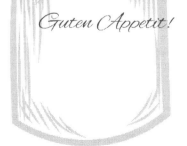

Guten Appetit!

Frühstück

Müsli mit Buttermilch und Früchten

Fertig in: 10 Min

Portionen: 1

Nährwerte pro Portion: Energie 610 kcal; Eiweiß 21 g; Kohlenhydrate 73 g

Zutaten:

- 200 ml Buttermilch
- 50 g Haferflocken
- 75 g Beerenobst
- 1 EL geschroteter Leinsamen
- ½ Banane
- 1 EL Rosinen
- 1 TL Honig
- 25 g Walnüsse
- Etwas Ceylon-Zimt

Zubereitung:

1. Banane zerdrücken.
2. Bananenmus, Buttermilch, Leinsamen und Honig vermischen.
3. Mit Haferflocken, Rosinen, Zimt, Beeren und Walnüssen vermengen, ca. 10 Minuten quellen lassen, dann in eine Schüssel füllen.

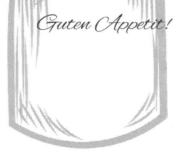

Guten Appetit!

Frühstück

Buchweizengrütze mit Topping aus Schoko und Banane

Fertig in: 15 Min

Portionen: 2

Nährwerte pro Portion: Energie 490 kcal; Eiweiß 11 g; Kohlenhydrate 87 g

Zutaten:

- 400 ml Hafermilch
- 125 g Buchweizengrütze
- ½ Vanilleschote
- Etwas gemahlener Kardamom
- 1 EL Rohrohrzucker
- 3 TL Kakaopulver
- 1 Banane
- 1 EL Kakaonibs
- 1 TL Chiasamen
- Etwas Ceylon-Zimt

Zubereitung:

1. Hafermilch erhitzen. Vanilleschote längs halbieren, Mark herauskratzen.
2. Mark, Vanilleschote, Kardamom, Zimt, Kakao, Rohrohrzucker und Hafermilch verrühren, aufkochen.
3. Buchweizen zugeben, kurz aufkochen, dann unter gelegentlichem Umrühren 11 Minuten köcheln lassen.
4. Banane abschälen, dann in Scheiben schneiden. In Butter braten.
5. Buchweizengrütze in Schüsselchen füllen, Bananen, Kakaonibs und Chiasamen darüber geben.

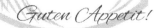

Guten Appetit!

Russische Eier

Fertig in: 35 Min

Portionen: 4

Nährwerte pro Portion: Energie 144 kcal; Eiweiß 9 g; Kohlenhydrate 3 g

Zutaten:

- 4 Eier (M)
- 62 g Salatcreme
- 25 g Senfgurken (Glas)
- ¼ Bund Schnittlauch
- 1 Stiel Estragon
- 1 Stiel Dill
- 37 g Magerquark
- ½ TL Paprikapulver
- 2 TL vegetarischer Kaviar
- ¼ Bund Schnittlauch
- Pfeffer
- Salz

Zubereitung:

1. Eier hartkochen, dann abschrecken, vollständig abkühlen lassen.
2. Eier pellen und längs durchschneiden.
3. Eigelbe herauslösen, durch ein feines Sieb streichen.
4. Senfgurke abtropfen lassen, feinwürfeln.
5. Estragon, Dill, und Schnittlauch hacken.
6. Eigelb mit Salatcreme, den Kräutern, Quark, Paprikapulver, Pfeffer und etwas Salz verrühren.
7. Creme in einen Spritzbeutel mit Sterntülle einfüllen, dann in die Eihälften einspritzen und mit Kaviar und Dill garnieren.

Guten Appetit!

Quark-Quinoa-Auflauf mit Früchten

Fertig in: 70 Min

Portionen: 2

Nährwerte pro Portion: Energie 482 kcal; Eiweiß 27 g; Kohlenhydrate 73 g

Zutaten:

- 50 ml Milch 1,5 % Fett
- 75 g Quinoa
- 1 Ei (M)
- 200 g Bananen
- 200 g Bio-Orangen
- 250 g Magerquark
- 10 g brauner Rohrzucker
- ¼ TL Ceylon-Zimt
- ½ TL Keimöl
- ¼ TL gemahlener Ingwer
- Flüssiger Süßstoff
- 1 EL Rosinen
- 1 Kiwi
- 100 g Apfel

Zubereitung:

1. Quinoa mit heißem Wasser abwaschen, abtropfen lassen. Quinoa in 200 ml Wasser und Milch aufkochen, dann abgedeckt 16 Minuten köcheln. Auf dem ausgeschalteten Herd abgedeckt ca. 6 Minuten quellen lassen, dann abkühlen lassen. Bio-Orangen heiß waschen, trocknen, ca. ¼ der Schale abreiben.
2. Ei trennen, Eiweiß steifschlagen, Zucker nach und nach einrieseln lassen.
3. Quark mit Eigelb mit Quinoa vermischen. Abgeriebene Orangenschale, Zimt und Ingwer zugeben. Eiweiß unterheben, mit Süßstoff abschmecken.
4. Auflaufform einfetten, mit Quinoa-Quark-Masse befüllen. Im vorgeheizten Backofen bei 200 °C ca. 30 Minuten backen.
5. Orange schälen, das Weiße entfernen. Fruchtfilets heraustrennen, Saft auffangen. Orangenfilets zugeben. Rosinen grob zerhacken, auch dazugeben.
6. Kiwi schälen, halbieren und in Spalten zerschneiden. Apfel waschen, trocknen, in dünne Spalten schneiden. Alles zu den Orangenfilets geben.
7. Banane schälen, in Scheiben schneiden, ebenfalls in die Schüssel füllen, alles ca. 12 Minuten ziehen lassen. Obstsalat zum Quark-Quinoa-Auflauf servieren.

Guten Appetit!

Frühstück

Fladenbrot mit Rührei und Pilzen

Fertig in: 20 Min

Portionen: 2

Nährwerte pro Portion: Energie 385 kcal; Eiweiß 20 g; Kohlenhydrate 45 g

Zutaten:

- 50 g Austernpilze
- 50 g braune Champignons
- 2 große Eier
- 1 kleine Zwiebel
- 2,5 EL Milch 3,5 % Fett
- 1,5 Stiele Thymian
- 1 gestrichener EL Tomatenmark
- 1 TL Rapsöl
- ½ EL Sesam
- 80 g Tomaten
- 175 g Fladenbrot
- Pfeffer
- Salz

Zubereitung:

1. Champignons leicht abwaschen, in dünne Scheiben schneiden.
2. Austernpilze abwaschen, vierteln.
3. Zwiebel würfeln.
4. Thymian waschen, trocknen, Blättchen abzupfen.
5. Ei, Milch, Tomatenmark und Thymian vermischen, würzen.
6. Zwiebelwürfel in Öl andünsten, Pilze hinzugeben, braten, bis das Wasser verdampft ist.
7. Eimischung über die Pilze geben, stocken lassen, mit einem Pfannenwender mehrfach verrühren, immer wieder mit Sesam bestreuen.
8. Tomaten waschen, vierteln.
9. Fladenbrot vierteln und quer durchschneiden.
10. Rührei und Tomaten darauf verteilen.

Guten Appetit!

Brötchen mit Frischkäse, Cheddar und gekochtem Schinken

Fertig in: 60 Min

Portionen: 8

Nährwerte pro Portion: Energie 204 kcal; Eiweiß 9 g; Kohlenhydrate 11 g

Zutaten:

- 130 g Weizenvollkornmehl
- ½ TL Natron
- 1 TL Backpulver
- Etwas Salz
- 1 Chilischote
- 75 g Cheddarkäse
- 1 Ei (M)
- 40 g Joghurtbutter
- 4 EL Sahne
- 75 ml Milch 1,5 % Fett
- 4 EL Frischkäse
- 80 g Rucola
- 100 g gekochter Schinken

Zubereitung:

1. Mehl, Backpulver, Natron und Salz in eine Backschüssel sieben.
2. Cheddarkäse reiben. Chilischote hacken. Beides zum Mehl geben.
3. Butter in Flöckchen dazugeben, vermischen.
4. Ei und Sahne vermischen. 1 EL davon abnehmen und zur Seite stellen.
5. Übrige Sahnemischung und Milch zum Mehl geben, zu einem geschmeidigen Teig verkneten.
6. Brötchenteig auf eine bemehlte Arbeitsfläche geben, ca. 1 cm dick ausrollen.
7. Backblech mit Backpapier belegen. Kreise (4 cm Ø) ausstechen, auf das Backblech setzen.
8. Kreise mit der übrigen Ei-Sahne-Mischung einstreichen. Im vorgeheizten Backofen bei 200 °C auf der 2. Schiene von unten ca. 18 Minuten backen.
9. Brötchen abkühlen lassen.
10. Rucola waschen, trocknen.
11. Abgekühlte Brötchen durchschneiden, untere Hälften mit Frischkäse bestreichen.
12. Rucola und Schinken auflegen. Obere Hälften als Deckel daraufsetzen.

Guten Appetit!

Frühstück

Pochierte Eier mit Joghurt-Kräutersoße

Fertig in: 25 Min

Portionen: 2

Nährwerte pro Portion: Energie 162 kcal; Eiweiß 11 g; Kohlenhydrate 5 g

Zutaten:

- 200 g Joghurt 1,5 % Fett
- 20 ml Weißweinessig
- ¼ Bund Kerbel
- ¼ Bund Schnittlauch
- 2 Eier (M)
- ½ EL Olivenöl
- 1 Knoblauchzehe
- 1 TL Paprikapulver

Zubereitung:

1. Knoblauch hacken. Kräuter waschen, trocknen, Kerbelblätter abzupfen, hacken, Schnittlauch in Röllchen zerschneiden.
2. Alles mit Joghurt verrühren, würzen.
3. 1,5 Liter Wasser mit 1 TL Salz aufkochen, Essig zugießen.
4. Eier einzeln in einer Suppenkelle aufschlagen, dann in das kochende Wasser gleiten lassen.
5. Warten, bis das Wasser wieder aufkocht, dann das nächste Ei zugeben.
6. Eier 4–5 Minuten im simmernden Wasser pochieren, einzeln mit einer Schaumkelle herausholen, abtropfen lassen, in die Joghurtsoße einlegen.
7. Öl erhitzen, Paprikapulver zugeben, unter Rühren kurz anbraten, dann über die Eier geben, sofort anrichten.

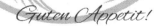

Frühstück

Toast mit Avocado und Koriander und pikantem Tomatensaft

Fertig in: 12 Stunden

Portionen: 2

Nährwerte pro Portion: Energie 392 kcal; Eiweiß 5 g; Kohlenhydrate 30 g

Zutaten:

- 300 ml Tomatensaft
- 2 EL Olivenöl
- 1 rote Zwiebel
- ½ Zitrone
- 2 EL Olivenöl
- 1 Avocado
- 4 Limetten
- etwas Tabasco
- Etwas Worcestersoße
- Pfeffer
- Salz
- 2 Scheiben Sauerteig-Krustenbrot
- Etwas Koriander

Zubereitung:

1. Am Vortag Limetten auspressen, 8 EL Limettensaft und 4 EL Wasser vermischen. In einen Eiswürfelbereiter füllen.
2. Tomatensaft, Worcestersauce, Tabasco, Salz und Pfeffer mischen. Abgedeckt in den Kühlschrank stellen.
3. Zwiebel würfeln, Zitrone auspressen, 1 EL Saft mit Salz, Pfeffer und den Zwiebelwürfeln vermischen, Olivenöl zugeben.
4. Avocado in Spalten zerschneiden.
5. Avocado zu den Zwiebeln zugeben, vermischen, ca. 15 Minuten marinieren.
6. Brot rösten. Koriander waschen, trocknen, Blättchen abzupfen.
7. Avocado auf die Brotscheiben legen, Koriander aufstreuen.
8. Jeweils 2 Limetten-Eiswürfel in 2 Gläschen geben, mit Tomatensaft begießen.

Guten Appetit!

Frühstück

Reis mit Joghurt und frischen Früchten

Fertig in: 25 Min

Portionen: 2

Nährwerte pro Portion: Energie 427 kcal; Eiweiß 11 g; Kohlenhydrate 78 g

Zutaten:

- 100 g Basmatireis
- 200 g Joghurt 1,5 % Fett
- 400 g Orangen
- 1 TL Honig
- 125 g Banane
- 125 g Apfel
- 1 EL Sonnenblumenkerne
- 1 Kiwi

Zubereitung:

1. Reis ca. 10 Minuten garen. Abkühlen lassen.
2. Orange halbieren, Saft auspressen, mit Joghurt und Honig vermischen.
3. Orange schälen, weiße Haut dabei entfernen.
4. Orangenfilets heraustrennen, Saft auffangen, in den Joghurt rühren.
5. Apfel waschen, Banane und Kiwi schälen, Obst würfeln und vermischen.
6. Sonnenblumenkerne ohne Fett rösten.
7. Reis und Joghurt verrühren. Sonnenblumenkerne auf den Obstsalat streuen, mit dem Joghurt-Reis servieren.

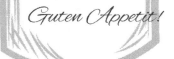

Guten Appetit!

Maiswaffeln mit Artischockencreme und Mandeln

Fertig in: 30 Min

Portionen: 2

Nährwerte pro Portion: Energie 72 kcal; Eiweiß 3 g; Kohlenhydrate 10 g

Zutaten:

- 120 g Tomaten
- 2 Maiswaffeln
- 220 g Artischockenböden
- 4 Stiele Basilikum
- 5 g gemahlene Mandelkerne
- Pfeffer
- Salz

Zubereitung:

1. Tomaten waschen, dann würfeln.
2. Artischockenböden abtropfen lassen, würfeln. Die Hälfte davon pürieren.
3. Artischockenpüree, Artischockenwürfel, Tomatenwürfel und gemahlene Mandeln vermischen, würzen, ca. 10 Minuten ziehen lassen.
4. Basilikum abspülen, trocknen, Blätter abzupfen, in Streifen schneiden.
5. In die Artischockencreme rühren, würzen, auf die Maiswaffeln streichen.

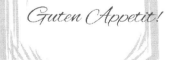

Guten Appetit!

Mittagessen

Die zweite Hauptmahlzeit des Tages sollte nicht zu schwer sein und auch nicht müde machen.

Schließlich liegt noch der halbe Arbeitstag vor uns. Eine leichte Mahlzeit mit viel Gemüse und etwas Eiweiß ist deshalb ideal.

Aber natürlich können auch ein paar Kohlenhydrate als Beilage dazukommen, wie zum Beispiel Kartoffeln, Reis oder Nudeln.

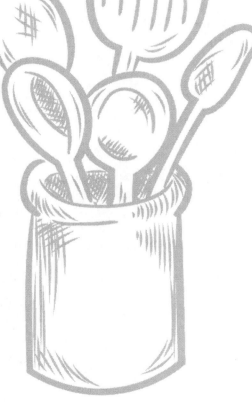

Hähnchenpfanne mit Brokkoli und Paprika

Fertig in: 25 Min

Portionen: 2

Nährwerte pro Portion: Energie 513 kcal; Eiweiß 44 g; Kohlenhydrate 10 g

Zutaten:

- 350 g Hähnchen
- 300 g Brokkoli
- 325 g Paprika
- 1 TL Paprikapulver edelsüß
- 4 EL Olivenöl
- Etwas Thymian
- 1 EL Sesam
- Salz

Zubereitung:

1. Paprika waschen, würfeln, Brokkoli waschen, in Röschen zerschneiden.
2. Hähnchenfilets waschen, trockentupfen, kleinschneiden.
3. Öl erhitzen, Hähnchenfleisch mit Paprikapulver und Thymian ca. 5 Minuten braten, würzen, dann herausnehmen.
4. Paprika braten, Brokkoli zugeben, kurz braten.
5. Hähnchenfleisch zugeben, würzen.

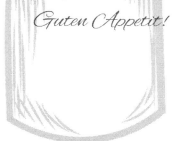

Guten Appetit!

Mittagessen

Wildreis mit Chili sin Carne

Fertig in: 60 Minuten

Portionen: 2

Nährwerte pro Portion: Energie 565 kcal; Eiweiß 31 g; Kohlenhydrate 75 g

Zutaten:

- 75 g Sojagranulat
- ½ Dose Kidneybohnen
- 1 kleine Zwiebel
- ½ Chilischote
- 40 ml Gemüsebrühe
- 1 EL Tomatenmark
- ½ EL Sojasoße
- ½ TL Kokosblütenzucker
- 1,5 EL Olivenöl
- 120 g Wildreis
- 2 geh. EL Sojajoghurt
- Petersilie
- ½ TL Kreuzkümmel
- 1 Knoblauchzehe
- ½ Dose Tomaten
- Pfeffer
- Salz

Zubereitung:

1. Reis zubereiten.
2. Sojagranulat in einer Schüssel mit kochendem Wasser für ca. 15 Minuten einweichen, dann abtropfen lassen, trockentupfen.
3. Zwiebel und Knoblauch schälen, kleinhacken.
4. Chili in feine Ringe zerschneiden.
5. Zwiebeln in Olivenöl dünsten. Soja, Chili, Kokosblütenzucker, Knoblauch, Kreuzkümmel und Tomatenmark hinzugeben, ca. 6 Minuten anrösten.
6. Kidneybohnen abgießen, abspülen, abtropfen lassen.
7. Petersilie hacken.

8. Gemüsebrühe zugießen. Dosentomaten, Kidneybohnen und Sojasoße hinzugeben, aufkochen, dann ca. 30 Minuten köcheln, öfter umrühren, würzen.
9. Das Chili sin Carne mit Wildreis, Petersilie und Sojajoghurt anrichten.

Guten Appetit!

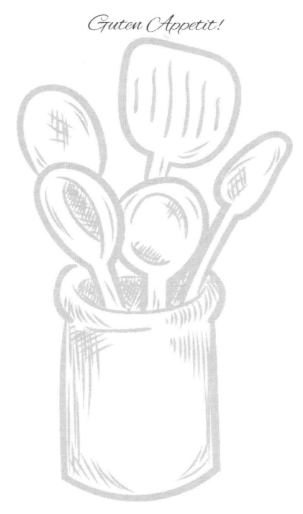

Mittagessen

Süßkartoffeln mit Paprika und Kräutern

Fertig in: 25 Min

Portionen: 2

Nährwerte pro Portion: Energie 513 kcal; Eiweiß 7,5 g; Kohlenhydrate 83 g

Zutaten:

- 620 g Süßkartoffeln
- 2 kleine Knoblauchzehen
- 200 g Paprika
- 2,5 Lauchzwiebeln
- 2,5 EL Olivenöl
- 1 geh. EL TK-Gartenkräuter
- 3,5 Zweige Petersilie
- Pfeffer
- Salz

Zubereitung:

1. Süßkartoffeln mit Schale 10 Minuten kochen. Abschrecken, schälen, würfeln.
2. Paprika waschen, würfeln. Lauchzwiebeln waschen, in Ringe zerschneiden. Knoblauch pressen.
3. Petersilie waschen, hacken.
4. Öl erhitzen, Süßkartoffeln braten.
5. Nach 5 Minuten Lauchzwiebeln, Paprika und Knoblauch zugeben, ca. 9 Minuten braten, mit Kräutern, Salz und Pfeffer würzen.

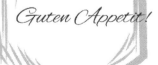

Guten Appetit!

Karottenrohkost mit Lupinenbratlingen

Fertig in: 20 Minuten

Portionen: 3

Nährwerte pro Portion: Energie 544 kcal; Eiweiß 30 g; Kohlenhydrate 21 g

Zutaten:

- 5 EL Haferflocken
- 400 g Lupinen (Glas)
- 2 Frühlingszwiebeln
- 1 Bio-Ei (M)
- 6 EL Olivenöl
- 1 Knoblauchzehe
- 400 g Karotten
- 30 g Kürbiskerne
- 1 EL Essig
- Weißer Pfeffer
- Salz

Zubereitung:

1. Lupinen abgießen, pürieren. Ei, Haferflocken, Salz, Pfeffer, 1 Esslöffel Olivenöl, gehackten Frühlingszwiebeln und gehackte Knoblauchzehe zugeben, alles vermischen, ca. 10 Minuten quellen lassen.
2. Karotten schälen, reiben. Essig, 1 Esslöffel Olivenöl, Salz, Pfeffer und Kürbiskerne zugeben, vermischen, würzen.
3. Bratlinge formen und im übrigen Olivenöl braten, dann mit Karottenrohkost anrichten.

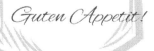
Guten Appetit!

Mittagessen

Sesamlachs mit Zucchini-Spaghetti und Pesto aus Avocado

Fertig in: 35 Min

Portionen: 2

Nährwerte pro Portion: Energie 792 kcal; Eiweiß 44 g; Kohlenhydrate 14 g

Zutaten:

- 600 g Zucchini
- 150 g Avocado
- 250 g Bio-Lachsfilet
- 50 g Schafskäse
- 40 g Pinienkerne
- 3 EL Sesam
- 40 g Basilikum
- 4 EL Rapsöl
- 1 Zitrone
- Salz

Zubereitung:

1. Zucchini waschen, dann mit einem Spiralschneider zu Gemüsenudeln (Zoodles) verarbeiten.
2. Avocado schälen, entkernen, Basilikum waschen, Blättchen von den Stielen zupfen.
3. Avocado, Basilikum, Schafskäse, zwei Esslöffel Rapsöl, Pinienkerne und Zitronensaft pürieren.
4. Lachs würfeln. Lachswürfel in Sesam wälzen.
5. In zwei Esslöffeln Rapsöl anbraten, dann salzen, Zitronensaft aufträufeln.
6. Zucchini-Spaghetti ca. 3 bis 4 Minuten köcheln. Übrige Pinienkerne anrösten.
7. Zoodles mit Sesam-Lachs, Avocadopesto und Pinienkernen anrichten.

Guten Appetit!

Kartoffel-Spitzkohl-Curry-Kurkuma-Pfanne mit Kokosmilch

Fertig in: 30 Min

Portionen: 2

Nährwerte pro Portion: Energie 560 kcal; Eiweiß 14 g; Kohlenhydrate 54 g

Zutaten:

- 400 g Spitzkohl
- 400 g Kartoffeln
- 200 g Karotten
- 155 g Paprika
- 100 g Zwiebeln
- 180 g Kokosmilch
- 2 TL Kurkuma
- 1 TL Curry
- 1 EL Öl
- 2 EL Sesam
- Pfeffer
- Salz

Zubereitung:

1. Kohl waschen, Strunk entfernen, vierteln, quer in dünne Streifen schneiden. Zwiebeln würfeln. Kartoffeln und Karotten schälen, waschen, würfeln. Paprika waschen, in Streifen zerschneiden.
2. Bratöl erhitzen, darin Zwiebeln, Kartoffeln und Karotten ca. 10 Minuten anbraten.
3. Spitzkohl und Paprika hinzugeben, kurz mitbraten.
4. Gewürze und Kokosmilch hinzufügen, aufkochen lassen, würzen.
5. Auf Tellern anrichten, mit Sesam bestreuen.

Guten Appetit!

Hirse-Karotten-Bratlinge mit Sauerkraut

Fertig in: 50 Min

Portionen: 4

Nährwerte pro Portion: Energie 595 kcal; Eiweiß 23 g; Kohlenhydrate 66 g

Zutaten:

- 500 g Karotten
- 250 g Goldhirse
- 250 ml Gemüsebrühe
- 100 g Kichererbsen-Mehl
- 150 g Zwiebeln
- 500 g Sauerkraut (Abtropfgewicht)
- 200 g Schafskäse
- 4 EL Olivenöl
- Salz
- Pfeffer

Zubereitung;

1. Goldhirse in 500 ml Wasser ca. 15 Minuten köcheln.
2. Zwiebeln hacken, Karotten waschen, schälen, reiben. 3.
3. Zwiebeln mit 1 Esslöffel Olivenöl in einer Pfanne andünsten und die geraspelten Möhren anschließend 2-3 Minuten mit dünsten.
4. Goldhirse, Kichererbsen-Mehl, Gemüsebrühe und Gewürze hinzufügen, weiter kochen lassen.
5. Dann Schafskäse und Gewürze hinzufügen, abschmecken.
6. Die Mischung etwas abkühlen lassen, Bratlinge daraus formen.
7. Bratlinge in heißem Öl braten.
8. Sauerkraut erwärmen, mit den Bratlingen auf Tellern anrichten.

Guten Appetit!

Rosenkohl mit Walnüssen und Apfel

Fertig in: 35 Min

Portionen: 2

Nährwerte pro Portion: Energie 445 kcal; Eiweiß 19 g; Kohlenhydrate 37 g

Zutaten:

- 600 g Rosenkohl
- 300 g Äpfel
- 50 g Walnüsse
- 2 Zwiebeln
- 1 EL Rapsöl
- ½ TL Gemüsebrühe
- Pfeffer
- Salz

Zubereitung:

1. Rosenkohl putzen, waschen, Röschen vierteln. Äpfel schälen, in Stücke zerschneiden, Zwiebeln hacken.
2. Rapsöl erhitzen, Zwiebeln darin anbraten.
3. Rosenkohl hinzugeben, mitbraten. Gemüsebrühe in 100 ml Wasser auflösen, zum Gemüse geben, 15 Minuten köcheln.
4. Walnüsse hacken, mit den Äpfeln einrühren, erwärmen, würzen.

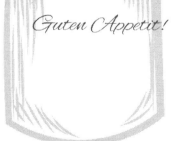

Guten Appetit!

Buchweizen mit Ofengemüse

Fertig in: 45 Min

Portionen: 4

Nährwerte pro Portion: Energie 565 kcal; Eiweiß 13 g; Kohlenhydrate 70 g

Zutaten:

- 400 g rote Bete
- 400 g Karotten
- 200 g Buchweizen
- 4 gelbe Beten
- 2 Pastinaken
- 50 g gehobelte Mandeln
- 2 TL Honig
- 6 EL Raps-Öl
- 2 EL Apfelessig
- 4 Stiele gemischte Kräuter
- 1 TL Senf
- Salz
- Pfeffer

Zubereitung:

1. Karotten, Beten und Pastinaken schälen, Karotten längs durchschneiden, rote Bete halbieren, gelbe Bete vierteln, Pastinaken in Scheiben zerschneiden, auf ein Backblech legen, 2 EL Öl und 1 TL Honig darüber träufeln, würzen. Alles im vorgeheizten Backofen bei 200 °C ca. 20–25 Minuten backen, dabei öfter wenden.
2. Buchweizen abspülen, ca. 15 Minuten köcheln lassen.
3. Übriges Öl mit Apfelessig, Honig, Senf, Salz und Pfeffer verrühren.
4. Mandeln ohne Fett bei mittlerer Hitze 3 Minuten rösten. Kräuter waschen, trocknen, klein zupfen.
5. Buchweizen mit einer Gabel auflockern, auf Teller füllen. Gemüse aus dem Backofen nehmen, auf den Buchweizen geben, Dressing darüber träufeln, mit Mandeln und Kräutern bestreuen.

Guten Appetit!

Mit Couscous und Aprikosen gefüllte Zwiebeln

Fertig in: 50 Min

Portionen: 4

Nährwerte pro Portion: Energie 265 kcal; Eiweiß 7 g; Kohlenhydrate 40 g

Zutaten:

- 125 g Couscous
- 350 ml Gemüsebrühe
- 100 g getrocknete Aprikosen
- 8 rote Zwiebeln
- 10 g Petersilie
- 10 g Koriander
- 2 EL Olivenöl
- 2 Knoblauchzehen
- Etwas Bio-Zitronenschale
- Pfeffer
- Salz
- ½ TL Kreuzkümmel

Zubereitung:

1. 250 ml Gemüsebrühe aufkochen, über das Couscous gießen und abgedeckt 15 Minuten quellen lassen.
2. Von den Zwiebeln je einen „Deckel" abschneiden, Zwiebeln aushöhlen, dabei einen mindestens 1/2 cm dicken Rand lassen.
3. Zwiebelinneres hacken. Kräuter waschen, trocknen, hacken. Aprikosen kleinschneiden.
4. Knoblauch hacken. Öl erhitzen, Zwiebeln und Knoblauch dünsten.
5. Aprikosen, Kräuter und Couscous hinzugeben, würzen.
6. Zwiebeln innen einsalzen, Couscous-Mischung hineingeben, andrücken.
7. Zwiebeln in eine Auflaufform setzen, Deckel aufsetzen. Brühe zugießen, im vorgeheizten Backofen bei 200 °C ca. 30 Minuten backen.

Guten Appetit!

Mittagessen

Gratin mit Sauerkraut und Apfel

Fertig in: 1 Stunde 25 Min

Portionen: 1

Nährwerte pro Portion: Energie 100 kcal; Eiweiß 3 g; Kohlenhydrate 14 g

Zutaten:

- 150 g frisches Sauerkraut
- 75 g säuerliche Äpfel
- 1 TL Mandelblättchen
- 5 frische Cranberrys
- ½ TL flüssiger Honig
- Pfeffer
- Salz

Zubereitung:

1. Apfel waschen, trocknen, würfeln.
2. Sauerkraut in eine Schale geben, mit einer Gabel auflockern.
3. Apfel und Cranberrys zugeben, würzen, in eine Auflaufform füllen.
4. Mandeln auf das Sauerkraut streuen, Honig aufträufeln, im vorgeheizten Backofen bei 180 °C ca. 10 Minuten backen.

Guten Appetit!

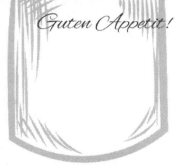

Kabeljau mit Salat und Nüssen

Fertig in: 25 Min

Portionen: 4

Nährwerte pro Portion: Energie 275 kcal; Eiweiß 30 g; Kohlenhydrate 2 g

Zutaten:

- 600 g Kabeljaufilet
- 200 ml Gemüsebrühe
- 1 EL Olivenöl
- 1 Lorbeerblatt
- 1 Sternanis
- Pfeffer
- Salz
- 120 g gemischter Blattsalat
- 3 EL Traubenkernöl
- 3 EL Balsamicoessig
- 30 g Haselnüsse
- Etwas Bio-Zitronenschale
- 1 TL Honig

Zubereitung:

1. Gemüsebrühe mit Lorbeerblatt und Sternanis aufkochen. Kabeljaufilet abspülen, trocknen, in vier Stücke zerschneiden.
2. Auf einen Dämpfeinsatz (mit Olivenöl eingefettet) legen, mit übrigem Öl beträufeln, würzen, über dem Sud abgedeckt 7 Minuten dämpfen.
3. Salat waschen, trocknen, kleinzupfen. Essig, Traubenkern-Öl und Honig vermischen, würzen.
4. Nüsse ohne Fett rösten, dann hacken, mit Zitronenschale vermischen.
5. Salat auf Teller geben, Fischfilets auflegen, Nüsse darüberstreuen, mit Dressing beträufeln.

Guten Appetit!

Mittagessen

Polenta mit Spinat-Fenchel-Gemüse

Fertig in: 35 Min

Portionen: 4

Nährwerte pro Portion: Energie 335 kcal; Eiweiß 12 g; Kohlenhydrate 40 g

Zutaten:

- 200 g Polenta
- 400 g Blattspinat
- 1 Fenchelknolle
- 400 ml Mandelmilch
- 15 g Butter
- 600 ml Gemüsebrühe
- 1 EL Olivenöl
- Muskatnuss
- 50 g Gorgonzola
- Pfeffer
- Salz

Zubereitung:

1. Gemüsebrühe, Pflanzenmilch und Butter aufkochen. Polenta zugeben, unter Rühren drei Minuten köcheln.
2. Vom Herd nehmen, abgedeckt 12 Minuten quellen lassen.
3. Fenchel putzen, waschen, in Streifen zerschneiden.
4. Blattspinat abtropfen lassen.
5. Öl erhitzen, Fenchel dünsten. Blattspinat hinzufügen, für zwei Minuten erhitzen, würzen.
6. Polenta auf Teller geben, Gorgonzola zerbröseln, auf die Polenta geben, Gemüse darauf geben.

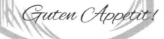

Spaghetti mit Tomaten-Gemüse-Pesto

Fertig in: 30 Min

Portionen: 4

Nährwerte pro Portion: Energie 460 kcal; Eiweiß 20 g; Kohlenhydrate 64 g

Zutaten:

- 300 g Dinkelvollkornspaghetti
- 150 g Cherrytomaten
- 1 Stange Staudensellerie
- 100 g getrocknete Tomaten
- 400 g Zucchini
- 2 Karotten
- 10 g Petersilie
- 1 TL Zitronensaft
- 1 TL Thymian
- 1/2 TL Paprika edelsüß
- 45 g Mandeln
- Pfeffer
- Salz

Zubereitung:

1. 150 g getrocknete Tomaten kleinschneiden. Sellerie und Kirschtomaten putzen, waschen, kleinschneiden.
2. Mandeln, Paprikapulver, Thymian und Zitronensaft zugeben, pürieren. 1 EL Öl einrühren, würzen.
3. Nudeln al dente garen. Zucchini und Karotten putzen, waschen, mit einem Sparschäler Streifen abschneiden.
4. Übrige getrocknete Tomaten hacken. Petersilie waschen, trocknen, Blätter hacken.
5. Übriges Öl erhitzen, Gemüsenudeln kurz anbraten.
6. Nudeln abgießen, abtropfen lassen.
7. Getrocknete Tomaten und die Hälfte vom Pesto zum Gemüse geben, würzen.
8. Nudeln auf Teller geben, Pesto darüber beträufeln, mit Petersilie bestreuen.

Guten Appetit!

Abendessen

Je nach Geschmack kann das Abendessen zelebriert werden.

Die letzte Hauptmahlzeit des Tages sollte aber nicht zu üppig ausfallen, denn die Verdauung arbeitet nachts auf Sparflamme.

Zu schwere Speisen würden lange im Darm verweilen.

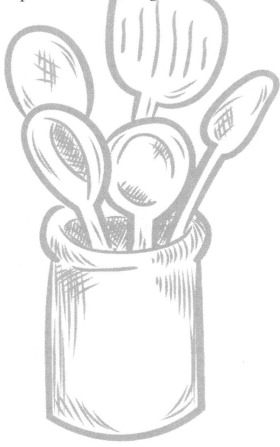

Abendessen

Paprika-Kartoffel-Gulasch

Fertig in: 60 Min

Portionen: 4

Nährwerte pro Portion: Energie 255 kcal; Eiweiß 8 g; Kohlenhydrate 44 g

Zutaten:

- 800 g festkochende Kartoffeln
- Je eine gelbe und rote Paprikaschote
- 2 rote Zwiebeln
- 200 g Knollensellerie
- 1 Knoblauchzehe
- 2 rote Zwiebeln
- 15 g Tomatenmark
- 1 EL Rapsöl
- 400 g stückige Tomaten
- 300 ml Gemüsebrühe
- 1 TL getrockneten Majoran
- 1 EL Paprikapulver edelsüß
- ½ Bund Petersilie
- 80 g Joghurt 3,5 % Fett
- Pfeffer
- Salz

Zubereitung:

1. Paprikaschoten waschen, würfeln. Knollensellerie und Kartoffeln schälen, würfeln. Zwiebeln und Knoblauch schälen, hacken.
2. Raps-Öl erhitzen, Zwiebeln darin dünsten. Knoblauch, Kartoffeln, Sellerie und Tomatenmark hinzufügen, mitbraten. Gemüsebrühe und stückige Tomaten zufügen. Gewürze zugeben, alles ca. 30 Minuten abgedeckt köcheln lassen.
3. Paprika zum Kartoffelgulasch hinzugeben, fünf Minuten mit garen. Petersilie waschen, trocknen, hacken. Gulasch würzen, auf Teller füllen und mit je 1 EL Joghurt und Petersilie garnieren.

Guten Appetit!

Abendessen

Gebackenes Gemüse mit Dattel-Zimt-Joghurt-Dip

Fertig in: 20 Minuten

Portionen: 4

Nährwerte pro Portion: Energie 475 kcal; Eiweiß 13 g; Kohlenhydrate 56 g

Zutaten:

- 4 Kartoffeln
- 3 rote Beten
- 2 Pastinaken
- 4 Schwarzwurzeln
- 4 bunte Karotten
- 300 g Steckrüben
- ½ TL gemahlener Kreuzkümmel
- ½ TL Paprikapulver
- ½ TL Koriander
- 3 EL Olivenöl
- 25 g Sesamsamen
- 400 g Joghurt
- 40 g getrocknete Datteln
- 10 g Petersilie
- ¼ TL Ceylon-Zimt
- Pfeffer
- Salz

Zubereitung:

1. Pastinaken, Kartoffeln, Rote Bete und Schwarzwurzeln waschen.
2. Karotten und Steckrübe abschälen, alles kleinschneiden.
3. Gemüse würzen, mit Sesam und Öl vermischen.
4. Auf ein mit Backpapier belegtes Backblech legen, im vorgeheizten Backofen bei 200 °C ca. 35 Minuten backen.
5. Datteln würfeln, Joghurt und Zimt zugeben. Petersilie waschen, trocknen, hacken.
6. Gemüse mit Joghurt-Dattel-Zimt-Dip anrichten, mit Petersilie bestreuen.

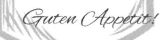
Guten Appetit!

Blumenkohlbratlinge an Minzjoghurt

Fertig in: 50 Min

Portionen: 1

Nährwerte pro Portion: Energie 292 kcal; Eiweiß 18 g; Kohlenhydrate 30 g

Zutaten:

- 600 g Blumenkohl
- 75 g Schafskäse
- 1 Ei (M)
- 100 g Magerquark
- 60 g Vollkorn-Semmelbrösel
- 45 g zarte Haferflocken
- 1 Thymianzweig
- Muskatnuss
- 1 Gurke
- 3 TL Olivenöl
- 2 Frühlingszwiebeln
- 4 Stiele Minze
- 200 g Joghurt 1,5 % Fett
- 1 Zitrone (Saft)
- 1 Bio-Zitrone
- Salz

Zubereitung:

1. Blumenkohl putzen, waschen, in Röschen zerschneiden, ca. 8 Minuten köcheln, abtropfen lassen, zerdrücken, etwas abkühlen lassen.
2. Schafskäse zerbröseln, Thymian waschen, trocknen, Blättchen abzupfen. Blumenkohl, Ei, 50 g Schafskäse, Thymian, Quark, Salz, Pfeffer, Muskat, Haferflocken sowie 4 EL Semmelbrösel vermischen. Übrige Semmelbrösel auf einen Teller füllen. Mischung zu 12 Bratlingen formen, in die Brösel drücken.
3. 1 TL Öl erhitzen. Je 4 Frikadellen braten. genauso zubereiten.
4. Gurke putzen, waschen, würfeln. Minze waschen, trocknen, Blättchen abzupfen, hacken. Frühlingszwiebeln putzen, waschen, in Ringe zerschneiden. Gurke, Frühlingszwiebeln, Salz, Pfeffer und Zitronensaft vermischen, 6 Minuten marinieren lassen.
5. Joghurt mit übrigem Öl, Pfeffer, Salz und gehackter Minze mischen. Zitrone abspülen, trocknen, in Spalten schneiden. Blumenkohlbratlinge auf den Gurkensalat legen, mit übrigem Schafskäse und Minzblättchen bestreuen.
6. Dazu Minzjoghurt und Zitronenspalten servieren.

Guten Appetit!

Abendessen

Backkartoffeln mit Roter Bete

Fertig in: 45 Min

Portionen: 4

Nährwerte pro Portion: Energie 690 kcal; Eiweiß 26 g; Kohlenhydrate 86 g

Zutaten:

- 4 Süßkartoffeln
- 8 Rote Bete
- 25 g Sesam
- 30 g Pinienkerne
- 10 g Minze
- 25 g schwarzer Sesam
- 400 g körniger Frischkäse
- Pfeffer
- Salz

Zubereitung:

1. Rote Bete und Süßkartoffeln waschen, trocknen, dann in eine Auflaufform legen, mit 1 EL Öl bestreichen.
2. Im vorgeheizten Backofen bei 180 °C ca. 40–45 Minuten backen.
3. Pinienkerne ohne Fett rösten, dann hacken, mit Sesam vermischen.
4. Minze waschen, trocknen, Blätter kleinschneiden.
5. Minze, Frischkäse und restliches Olivenöl mischen, würzen.
6. Rote Bete und Süßkartoffeln aus dem Ofen nehmen, auf Teller füllen.
7. Gemüse längs einschneiden, auseinander drücken, Frischkäse einfüllen, Pinienkern-Sesam-Mischung aufstreuen.

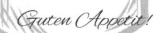

Abendessen

Putenroulade an Püree aus Süßkartoffeln

Fertig in: 35 Min

Portionen: 4

Nährwerte pro Portion: Energie 382 kcal; Eiweiß 36 g; Kohlenhydrate 38 g

Zutaten:

- 600 g Süßkartoffeln
- 100 g Frischkäse
- 40 g getrocknete Tomaten
- 500 g Putenschnitzel(dünn)
- 2 EL Olivenöl
- 1 Rosmarinzweig
- Pfeffer
- Salz

Zubereitung:

1. Basilikum waschen, trocknen, Blättchen abzupfen, hacken, mit Frischkäse vermischen.
2. Getrocknete Tomaten kleinschneiden, zum Frischkäse geben, würzen.
3. Putenschnitzel nebeneinander auf ein Küchenbrett legen, würzen, mit Frischkäse bestreichen, dann zu Rouladen aufrollen und in eine gefettete Auflaufform füllen.
4. Im vorgeheizten Backofen bei 200 °C ca. 20 Minuten backen.
5. Süßkartoffeln schälen, waschen, kleinschneiden, ca. 15 Minuten kochen.
6. Rosmarin waschen, Nadeln hacken. Kartoffeln abgießen, zerstampfen, mit übrigem Öl, Salz, Pfeffer und Rosmarin würzen. Rouladen mit Süßkartoffelpüree servieren.

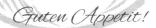

Abendessen

Putenrouladen mit Gemüse und Reis

Fertig in: 40 Min

Portionen: 4

Nährwerte pro Portion: Energie 515 kcal; Eiweiß 34 g; Kohlenhydrate 59 g

Zutaten:

- 4 dünne Putenschnitzel
- 200 g Reis (Parboiled)
- 300 g Gewürzgurke
- 2 EL Tomatenmark
- 4 TL Senf
- 200 g Brokkoli
- 4 TL Rapsöl
- 350 g rote Zwiebeln
- 100 g Schmand
- 3 Karotten
- 20 g Weizenmehl Type 1050
- Pfeffer
- Salz

Zubereitung:

1. Reis garen. Putenschnitzel abspülen, trocknen, flachklopfen. Senf und Tomatenmark darauf streichen, würzen. Gewürzgurken längs in feine Streifen zerschneiden, auf die Schnitzel auflegen.
2. Putenschnitzel aufrollen, feststecken. Zwiebeln schälen, in Spalten schneiden.
3. Öl erhitzen. Rouladen anbraten. Zwiebeln hinzufügen, kurz mitbraten. 200 ml Wasser hinzugießen, Rouladen abgedeckt ca. 15 Minuten schmoren.
4. Brokkoli waschen, Karotten schälen, würfeln. Gemüse abgedeckt kurz köcheln (ca. 5 Minuten).
5. Dann Reis zufügen, 2 Minuten erhitzen, dann abgießen.
6. Rouladen herausnehmen. Schmand und Mehl verrühren, in den Topf zur Soße zugeben, ca. 2 Minuten köcheln lassen, würzen.
7. Rouladen, Gemüsepreis mit der Soße servieren.

Guten Appetit!

Abendessen

Nudeln Carbonara

Fertig in: 1 Stunde 30 Min

Portionen: 4

Nährwerte pro Portion: Energie 642 kcal; Eiweiß 33 g; Kohlenhydrate 69 g

Zutaten:

- 100 g Putenschinken
- 400 g Vollkorn-Rigatoni
- 200 g Erbsen
- 80 g Parmesankäse
- 3 Eier (M)
- 2 EL Olivenöl
- 2 Stiele Petersilie
- 1 Knoblauchzehe
- Pfeffer
- Salz

Zubereitung:

1. Nudeln al dente garen.
2. Putenschinken in feine Streifen schneiden. Knoblauch hacken.
3. Olivenöl erhitzen, Putenschinken und Knoblauch zufügen, ca. 3 Minuten dünsten.
4. Erbsen zugeben, weitere 3 Minuten dünsten. Nudeln abgießen, abtropfen lassen, in die Pfanne füllen.
5. Eier, Salz und Pfeffer verrühren. 40 g Parmesan einrühren.
6. Die Pfanne vom Herd ziehen, Eiermasse eingießen, mit den Nudeln vermischen.
7. Mit Pfeffer und Parmesankäse bestreuen.

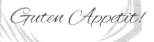

Guten Appetit!

Abendessen

Reispfanne mit Garnelen, Paprika, Bohnen und Mango

Fertig in: 25 Min

Portionen: 4

Nährwerte pro Portion: Energie 565 kcal; Eiweiß 35 g; Kohlenhydrate 82 g

Zutaten:

- 2 Beutel Reisfit 8-Minuten-Spitzen-Langkornreis
- 400 g schwarze Bohnen
- 400 g Garnelen
- 2 rote Paprikaschoten
- 1 Knoblauchzehe
- 1 Mango
- ½ Bund Frühlingszwiebeln
- 2 EL Limettensaft
- 2 EL Rapsöl
- ½ TL gemahlener Koriander
- 1 Handvoll Korianderblätter
- Salz
- Pfeffer

Zubereitung:

1. Reis kochen, dann in eine Schüssel füllen.
2. Garnelen abspülen, trocknen. Knoblauch hacken.
3. Paprikaschoten putzen, würfeln. Frühlingszwiebeln putzen, waschen, Ringe schneiden.
4. Mango schälen, würfeln. Bohnen abspülen, abtropfen lassen.
5. Öl erhitzen. Garnelen und Knoblauch 5 Minuten braten, aus der Pfanne nehmen.
6. Paprika, Frühlingszwiebeln, Mango und Bohnen in die Pfanne füllen, 5 Minuten braten.
7. Reis, Garnelen und Limettensaft in die Pfanne füllen, 3 Minuten braten, würzen.
8. Korianderblätter waschen, trocknen, hacken, über das Gericht streuen.

Guten Appetit!

Abendessen

Lamm-Kebap mit Joghurtsoße

Fertig in: 1 Stunde 30 Min

Portionen: 4

Nährwerte pro Portion: Energie 480 kcal; Eiweiß 35 g; Kohlenhydrate 35 g

Zutaten:

- 500 g Lammfilet
- 400 g griechischer Joghurt
- 1 Bund Radieschen
- 2 Frühlingszwiebeln
- 4 Pita-Brote
- 1 EL Zitronensaft
- 1 Römersalatherz
- 1 Gurke
- 1 Knoblauchzehe
- 2 EL Olivenöl
- Muskatnuss
- Etwas Ceylon-Zimt
- Garam Masala
- Pfeffer
- Salz

Zubereitung:

1. Joghurt, Salz, Pfeffer und Garam Masala vermischen.
2. Lammfilet mit kaltem Wasser abspülen, trocknen, in mundgerechte Stücke zerschneiden.
3. Zimt, Salz, Pfeffer, Muskat und 1 EL Öl zugeben. Knoblauch pressen, zugeben. Gewürze in das Fleisch massieren, etwas einziehen lassen.
4. Radieschen waschen, putzen, in Scheibchen schneiden. Gurke waschen, schälen, längs halbieren, in Scheibchen schneiden.
5. Salat waschen, in Streifen schneiden. Frühlingszwiebeln waschen, putzen, in Ringe schneiden.
6. Salat, Gurke, Radieschen und Frühlingszwiebeln in eine Schüssel geben, mit Zitronensaft, übrigem Öl, Salz und Pfeffer vermischen.
7. Fleisch scharf braten (ca. 5 Minuten), herausnehmen, etwas abkühlen lassen, zum Salat geben.
8. Pitabrote anrösten, halbieren, Tasche einschneiden, aufklappen.
9. Brote mit Joghurtsoße ausstreichen, Salatmischung einfüllen, mit restlichem Joghurt anrichten.

Guten Appetit!

Abendessen

Vegetarischer Flammkuchen

Fertig in: 50 Min

Portionen: 4

Nährwerte pro Portion: Energie 400 kcal; Eiweiß 9 g; Kohlenhydrate 40 g

Zutaten:

- 220 g Dinkelmehl
- 1 TL Zucker
- 14 g Trockenhefe
- 5 EL Olivenöl
- 100 g Champignons
- 200 g Cherrytomaten
- 1 rote Zwiebel
- 1 Handvoll Rucola
- 100 g Schmand
- 2 TL Balsamicoessig
- Pfeffer
- Salz

Zubereitung:

1. Mehl, Hefe, Zucker und Salz vermischen, 3 EL Olivenöl und 150 ml Wasser zugeben, verkneten, zu einer Kugel formen, in eine Backschüssel geben, bei Zimmertemperatur gehen lassen.
2. Tomaten halbieren, Champignons putzen, in Scheiben schneiden, Rucola waschen, trocknen, Zwiebel schälen, in Ringe schneiden.
3. Teig in zwei Stücke aufteilen, mit 1 TL Öl einstreichen, sehr dünn auf einer mit Backpapier belegten Arbeitsplatte zu Fladen rollen, mit dem Backpapier auf zwei Backbleche ziehen.
4. Schmand aufstreichen, Zwiebeln, Pilze und Cocktailtomaten auflegen.
5. Jeden Flammkuchen einzeln im vorgeheizten Backofen bei 220 °C ca. 10 Minuten backen, herausnehmen, Rucola, restliches Olivenöl, Balsamessig, Salz und Pfeffer darauf geben.

Guten Appetit!

Abendessen

Nudeln mit Sahnesoße

Fertig in: 50 Min

Portionen: 4

Nährwerte pro Portion: Energie 466 kcal; Eiweiß 20 g; Kohlenhydrate 96 g

Zutaten:

- 500 g Dinkel-Spaghetti
- 500 g Zucchini
- 2 Frühlingszwiebeln
- 1 Zwiebel
- 150 ml Sahne
- 2 EL Butter
- 10 g Petersilie
- 1 EL Zitronensaft
- Pfeffer
- Salz

Zubereitung:

1. Zucchini waschen, putzen, längs durchschneiden, quer in Scheibchen schneiden, Zwiebel würfeln, Frühlingszwiebeln putzen, waschen, in Ringe schneiden, Petersilie waschen, trocknen, Blättchen abzupfen.
2. Dinkel-Spaghetti al dente garen.
3. Butter erhitzen, Zwiebel anschwitzen, Frühlingszwiebeln und Zucchini hinzufügen, dünsten, Sahne zugießen, 4 Minuten köcheln lassen, würzen.
4. Nudeln abgießen, Zucchiniragout zugeben.
5. Auf Tellern verteilen, mit der Petersilie bestreuen.

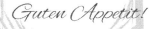

Abendessen

Croque mit Schinken und Tomate

Fertig in: 30 Min

Portionen: 4

Nährwerte pro Portion: Energie 552 kcal; Eiweiß 37 g; Kohlenhydrate 34 g

Zutaten:

- 2 kleine Vollkornbaguettes
- 2 EL passierte Tomaten
- 8 Scheiben mittelalter Gouda
- 8 Scheiben Kochschinken
- 1 Fleischtomate
- Pfeffer

Zubereitung:

1. Baguette halbieren, dann waagerecht aufschneiden.
2. Pro Seite je eine Scheibe Käse auflegen. Passierte Tomaten auf den unteren Hälften verteilen.
3. Tomate in Scheiben schneiden, mit dem Schinken auf der Passata verteilen.
4. Baguette-Hälften auf ein mit Backpapier ausgelegtes Backblech legen, im vorgeheizten Backofen bei 200 °C ca. 10 Minuten überbacken, dann Baguette-Hälften zusammenklappen und anrichten.

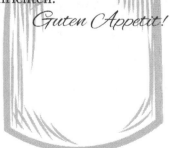

Guten Appetit!

Abendessen

Crostini mit Erbsen

Fertig in: 30 Min

Portionen: 1

Nährwerte pro Portion: Energie 195 kcal; Eiweiß 7 g; Kohlenhydrate 29 g

Zutaten:

- 8 Scheiben Vollkorn-Baguette
- 120 g TK-Erbsen
- 1 Zitrone
- 4 EL Olivenöl
- 1 Zwiebel
- 1 Knoblauchzehe
- Pfeffer
- Salz

Zubereitung:

1. Minze waschen, trocknen, 1/3 hacken, Zwiebel und Knoblauch würfeln.
2. Olivenöl erhitzen, Zwiebeln und Knoblauch zugeben, dünsten, Erbsen zugeben, Zitrone auspressen, 1EL Saft zugeben, 4 Minuten dünsten.
3. Erbsen in eine Schüssel geben, zerdrücken, Minze zugeben, würzen.
4. Im vorgeheizten Backofen bei 200 °C die Brotscheiben ca. 5 Minuten backen (mehrmals wenden).
5. Jeweils 1-2 EL Erbsen-Pesto auf die Crostini streichen, mit Minze garnieren.

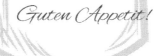

Abendessen

Gebratenes Brot mit Kirschtomaten und Zucchini

Fertig in: 15 Min

Portionen: 2

Nährwerte pro Portion: Energie 283 kcal; Eiweiß 12 g; Kohlenhydrate 23 g

Zutaten:

- 2 Scheiben Vollkorn-Sandwichbrot
- 80 ml Milch 1,5 % Fett
- 1 Ei (M)
- 400 g Zucchini
- 2 EL Olivenöl
- 250 g Kirschtomaten
- Pfeffer
- Salz

Zubereitung:

1. Ei und Milch verquirlen, würzen, in eine f Schüssel füllen.
2. Brotscheiben diagonal halbieren, in die Eiermilch tunken.
3. Zucchini waschen, putzen, der Länge nach durchschneiden, quer in ca. 1 cm dicke Scheiben schneiden.
4. Tomaten waschen, die Hälfte davon durchschneiden.
5. 1 EL Olivenöl erhitzen, Brotecken darin von beiden Seiten ca. 3 Minuten braten.
6. Übriges Öl erhitzen, Zucchini und alle Tomaten hinzufügen, abgedeckt ca. 6 Minuten braten, würzen.
7. Brotecken und Gemüse servieren.

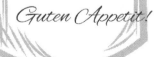

Guten Appetit!

Aufstriche

Aufstriche sind sehr lecker. Mit ihnen kann man jedes Brot aufwerten.

Von süß bis pikant reicht hier die Auswahl.

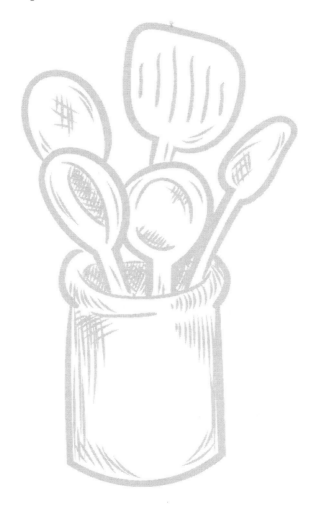

Aufstriche

Grünkernaufstrich mit Oliven und Tomaten

Fertig in: 30 Min

Portionen: 4

Nährwerte pro Portion: Energie 130 kcal; Eiweiß 4 g; Kohlenhydrate 16 g

Zutaten:

- 80 g Grünkernschrot
- 30 g getrocknete Tomaten
- 150 ml Tomatensaft
- 1 Zwiebel
- 1 Knoblauchzehe
- 1 EL schwarze Oliven
- 1 EL Tomatenmark
- ½ Bund Basilikum
- Pfeffer
- Salz

Zubereitung:

1. Tomaten abtropfen lassen, Öl auffangen, Tomaten feinhacken.
2. Zwiebel und Knoblauch fein würfeln.
3. 1 EL Tomaten-Öl erhitzen. Zwiebeln und Knoblauch darin dünsten.
4. Tomatensaft zugeben, Grünkernschrot per Schneebesen einrühren, dann 5 Minuten köcheln lassen, vom Herd ziehen, 5 Minuten quellen lassen.
5. Oliven feinhacken.
6. Basilikum waschen, trocknen, Blätter abzupfen, in feine Streifen schneiden.
7. Oliven, Basilikum, Tomatenmark und getrocknete Tomaten zur Tomaten-Grünkern-Mischung geben, verrühren, würzen, pürieren.

Guten Appetit!

Aufstriche

Veganer Aufstrich mit Walnüssen und schwarzen Bohnen

Fertig in: 10 Min

Portionen: 4

Nährwerte pro Portion: Energie 98 kcal; Eiweiß 4 g; Kohlenhydrate 6 g

Zutaten:

- 30 g Walnusskerne
- 100 g schwarze Bohnen
- 3 EL roter Traubensaft
- ½ rote Zwiebel
- 1 TL Olivenöl
- 1/4 TL Sumach
- 1 Rosmarinzweig
- Pfeffer
- Salz

Zubereitung:

1. Bohnen abspülen, abtropfen lassen, Zwiebel würfeln, Walnusskerne hacken, Rosmarin waschen, trocknen, Nadeln kleinschneiden.
2. Öl erhitzen, Zwiebeln und Walnüsse darin 3 Minuten braten.
3. Bohnen, die Hälfte der Zwiebeln, Nüsse, Traubensaft und Rosmarin in einen hohen Becher geben, pürieren, würzen.
4. In ein Glas füllen, Rest Zwiebeln und Nüsse aufstreuen.

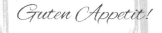

Aufstriche

Brotaufstrich mit Rucola und Karotten

Fertig in: 25 Min

Portionen: 4

Nährwerte pro Portion: Energie 125 kcal; Eiweiß 5 g; Kohlenhydrate 15 g

Zutaten:

- 500 g Karotten
- 150 g Ricotta
- 1 EL Zucker
- 1 Handvoll Rucola
- Etwas Korianderpulver
- Etwas Kreuzkümmelpulver
- 1 TL Zitronensaft
- Pfeffer
- Salz

Zubereitung:

1. Karotten schälen, in Scheiben schneiden, mit dem Zucker in wenig Wasser 9 Minuten weichgaren, dann mit 3-4 EL Kochwasser pürieren, abkühlen lassen, mit Ricotta mischen.
2. Rucola waschen, trocknen, hacken, mit dem Möhrenaufstrich vermischen, würzen.

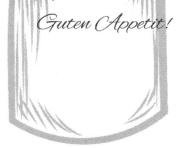

Guten Appetit!

Aufstriche

Hummus mit Chili

Fertig in: 15 Min

Portionen: 4

Nährwerte pro Portion: Energie 176 kcal; Eiweiß 6 g; Kohlenhydrate 14 g

Zutaten:

- 250 g Kichererbsen
- 2 rote Chilischoten
- 2 Knoblauchzehen
- 2 EL Olivenöl
- 30 g Tahini
- Saft einer halben Zitrone
- 20 g Tomatenmark
- 10 g Petersilie
- Etwas gemahlener Kreuzkümmel
- Pfeffer
- Salz

Zubereitung:

1. Kichererbsen abgießen, abspülen, Knoblauch und Chilischoten hacken.
2. Tahini-Paste und Olivenöl pürieren, Kichererbsen, Knoblauch, Chilischoten, Tomatenmark und Zitronensaft zugeben, nochmals pürieren, würzen.
3. Petersilie waschen, trocknen, hacken. Chili-Hummus in eine Schüssel einfüllen, mit Petersilie bestreuen.

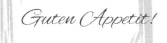

Aufstriche

Aufstrich mit gebrannten Mandeln

Fertig in: 10 Min

Portionen: 5

Nährwerte pro Portion: Energie 330 kcal; Eiweiß 16 g; Kohlenhydrate 44 g

Zutaten:

- 2 EL gemahlene Mandeln
- 2 EL Mandelkerne
- 1 TL Ceylon-Zimt
- 1 EL Puderzucker
- 1 TL Kokosöl
- Etwas Vanillepulver
- 2 TL Rapsöl
- 1 EL Puderzucker

Zubereitung:

1. Mandelkerne fein hacken, mit den gemahlenen Mandeln in eine heiße Pfanne füllen, Puderzucker hinzugeben, unter Rühren 4 Minuten rösten.
2. Zimt und Vanillepulver hinzugeben, kurz weiterrösten.
3. Öl erhitzen, übrige Zutaten einfüllen, verrühren, kurz pürieren.
4. Etwas abkühlen lassen, in ein Glas füllen.

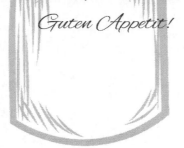

Guten Appetit!

Aufstrich mit Holunderblüten und Mandeln

Fertig in: 1 Tag 40 Min

Portionen: 4

Nährwerte pro Glas: Energie 20 kcal; Eiweiß 0 g; Kohlenhydrate 4 g

Zutaten:

- 1 l Apfeldirektsaft
- 12 Holunderblütendolden
- 2 EL Honig
- 1 Limette
- 1 gestrichenen TL Agar-Agar
- 30 g Mandelblättchen

Zubereitung:

1. Holunderblütendolden ausschütteln, Stiele abschneiden.
2. Blütendolden in eine Schüssel legen, Apfelsaft darüber gießen.
3. Limette halbieren, auspressen, 3 EL Saft und Honig zu den Blütendolden geben, unterrühren.
4. Schüssel mit Frischhaltefolie bedecken. 1 Tag im Kühlschrank ziehen lassen, öfter umrühren.
5. Am nächsten Tag vier Gläser plus Deckel (250 ml) mit kochendem Wasser ausspülen.
6. Umgedreht auf einem Küchentuch abtropfen lassen.
7. Mandelblättchen rösten, beiseitestellen.
8. Ein feines Sieb über einen Kochtopf hängen.
9. Blütendolden und Saft hineinfüllen, ausdrücken.
10. Saftmischung aufkochen, Agar-Agar zugeben, 2 Minuten unter Rühren kochen lassen.
11. Mandelblättchen in das Gelee rühren, sofort in die Gläser einfüllen, gut verschließen.
12. Die Gläser überkopf ca. 6 Minuten stehen lassen, dann wieder umdrehen.

Guten Appetit!

Aufstriche

Pikante Tomatenmarmelade

Fertig in: 2 Stunden

Portionen: 1 Glas (350 ml)

Nährwerte pro Glas: Energie 4243 kcal; Eiweiß 10 g; Kohlenhydrate 1026 g

Zutaten:

- 1 kg reife Tomaten
- 1 kg Gelierzucker
- 1 rote Chilischote
- 1 Bio-Zitrone, Saft und Abrieb

Zubereitung:

1. Tomaten mit kochendem Wasser überbrühen, Haut entfernen, kleinschneiden.
2. Chilischote hacken. Tomaten, Chili, Zucker, Zitronensaft und -schale vermischen, in einen Topf füllen, ca. 35 Minuten ziehen lassen.
3. Die Fruchtmischung ca. 45 Minuten köcheln, dann durch ein Sieb streichen, wieder aufkochen, 4 Minuten unter ständigem Rühren sprudelnd kochen lassen.
4. Dann in ein heiß ausgespültes Glas umfüllen und verschließen.

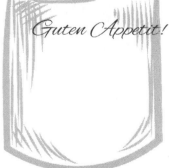

Guten Appetit!

Aufstriche

Aufstrich mit grünen Tomaten

Fertig in: 45 Minuten

Portionen: 4 Gläser à 250 g

Nährwerte pro Glas: Energie 816 kcal; Eiweiß 2 g; Kohlenhydrate 192 g

Zutaten:

- 750 g grüne Tomaten
- 750 g Gelierzucker
- 40 ml Gin
- 1 TL Ceylon-Zimt
- 1 EL Bio-Zitronenabrieb
- 1 EL Bio-Orangenabrieb

Zubereitung:

1. Tomaten waschen, putzen, kleinschneiden, pürieren.
2. Püree in einen Kochtopf füllen, Zimt, Zitrus-Abrieb und Zucker zugeben, unter Rühren aufkochen, dann 4 Minuten sprudelnd kochen lassen, vom Herd nehmen, Gin einrühren, in die heiß ausgespülten Gläser einfüllen.
3. Gläser fest verschließen, auf den Kopf stellen, abkühlen lassen, nach ca. 10 Min. umdrehen, abkühlen lassen.

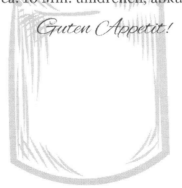

Guten Appetit!

Aufstriche

Labneh

Fertig in: 1 Tag 10 Min

Portionen: 6

Nährwerte pro Portion: Energie 128 kcal; Eiweiß 3 g; Kohlenhydrate 3 g

Zutaten:

- 500 g griechischer Joghurt
- 2 EL Olivenöl
- ½ TL Zatar (griechische Gewürzmischung)
- Salz

Zubereitung:

1. Ein feines Sieb über eine Schüssel hängen, Mulltuch hineinlegen, Joghurt in das Tuch füllen, über Nacht im Kühlschrank aufbewahren.
2. Am nächsten Morgen den Labneh mit etwas Salz verrühren. Labneh mit Zatar und Olivenöl servieren.

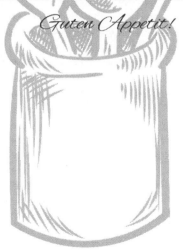

Guten Appetit!

Aufstriche

Pflaumenaufstrich

Fertig in: 80 Min

Portionen: 100 (6 Gläser à 300 ml)

Nährwerte pro Portion: Energie 27 kcal; Eiweiß 0 g; Kohlenhydrate 6 g

Zutaten:

- 1,65 kg reife Pflaumen
- 500 g Gelierzucker
- 3 TL Ceylon-Zimt
- 1 Bio-Zitrone

Zubereitung:

1. Pflaumen waschen, entsteinen, Hälfte pürieren, Rest in Scheibchen schneiden.
2. Zitrone halbieren, Saft auspressen. Zitronensaft, Gelierzucker, Zimt und Pflaumen vermischen, ca. 1 Stunde ziehen lassen.
3. Gläser samt Deckel ca.10 Minuten auskochen, umgedreht auf ein Küchentuch stellen.
4. Pflaumen-Mix in einen Kochtopf füllen, unter Rühren aufkochen, 4 Minuten sprudelnd kochen lassen, in die Gläser füllen, gut verschließen, 10 Minuten auf den Kopf stellen, wieder umdrehen, auskühlen lassen.

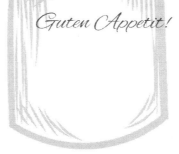

Guten Appetit!

Aufstriche

Hummus mit Roter Bete

Fertig in: 15 Min

Portionen: 4

Nährwerte pro Portion: Energie 270 kcal; Eiweiß 12 g; Kohlenhydrate 33 g

Zutaten:

- 300 g Kichererbsen
- 30 g Sonnenblumenkerne
- 7 Rote-Bete-Knollen
- 3 Thymianzweige
- 4 Rosmarinzweige
- 45 g Tahini
- 1 Knoblauchzehe
- 2 EL Zitronensaft
- Pfeffer
- Salz

Zubereitung:

1. Kichererbsen in ein Sieb gießen, abspülen, abtropfen lassen. Rote Bete in Stücke schneiden.
2. Sonnenblumenkerne ohne Fett rösten, herausnehmen, abkühlen lassen. Rosmarin waschen, trocknen, Nadeln hacken.
3. Thymian waschen, trocknen, Blättchen abzupfen. Knoblauch schälen.
4. Alle Zutaten pürieren.

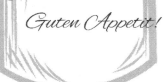

Guten Appetit!

Aufstriche

Hummus mit Bärlauch

Fertig in: 15 Min

Portionen: 4

Nährwerte pro Portion: Energie 256 kcal; Eiweiß 10 g; Kohlenhydrate 22 g

Zutaten:

- 450 g Kichererbsen
- 3 EL Olivenöl
- 2 EL Zitronensaft
- 1 TL Kreuzkümmel
- 30 g Tahini
- ½ TL Paprikapulver edelsüß
- 100 g Bärlauch
- ½ TL Chiliflocken
- Pfeffer
- Salz

Zubereitung:

1. Kichererbsen in ein Sieb gießen, abspülen, pürieren.
2. Zitronensaft, Öl, Tahini, Kreuzkümmel, Salz, Pfeffer und Paprikapulver hinzugeben, pürieren.
3. Bärlauch waschen, trocknen, hacken, pürieren.
4. Bärlauch-Hummus in ein Schälchen einfüllen, mit Chiliflocken bestreuen, etwas Olivenöl aufträufeln.

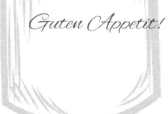

Guten Appetit!

Aufstriche

Apfel-Brombeer-Aufstrich

Fertig in: 25 Minuten

Portionen: 5 Gläser

Nährwerte pro Portion: Energie 19 kcal; Eiweiß 0 g; Kohlenhydrate 4 g

Zutaten:

- 450 g Äpfel
- 400 g Brombeeren
- 250 g Gelierzucker
- 1 TL getrocknete Lavendelblüten

Zubereitung:

1. Gläser samt Deckeln mit kochendem Wasser ausspülen, kopfüber auf einem Küchentuch abtropfen lassen.
2. Brombeeren abspülen, abtropfen lassen.
3. Äpfel waschen, schälen, vierteln, in Scheiben schneiden.
4. Brombeeren und Äpfel wiegen, 750 g davon Topf mit dem Gelierzucker vermischen.
5. In einen Topf füllen, unter Rühren zum Kochen bringen, mindestens 3 Minuten unter Rühren sprudelnd kochen lassen.
6. Lavendelblüten zugeben, kurz aufkochen lassen, sofort in die vorbereiteten Gläser füllen, verschließen, umdrehen, 5 Minuten kopfüber hinstellen, dann wieder umdrehen, abkühlen lassen.

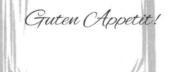

Guten Appetit!

Aufstriche

Mandelmus

Fertig in: 70 Minuten

Portionen: 20 (1 Glas 300 g)

Nährwerte pro Portion: Energie 88 kcal; Eiweiß 4 g; Kohlenhydrate 1 g

Zutaten:

- 300 g Mandelkerne

Zubereitung:

1. Mandeln auf ein Backblech geben, im vorgeheizten Backofen bei 180 °C ca. 8–10 Minuten rösten.
2. Mandeln aus dem Ofen nehmen, ganz abkühlen lassen.
3. Mandeln pürieren, 1 Minute pausieren, dann wieder 1 Minute pürieren und 1 Minute pausieren. Wiederholen, bis ein cremiges Mandelmus entstanden ist.
4. Mandelmus in ein mit kochendem Wasser ausgespültes Glas füllen, kühl lagern.

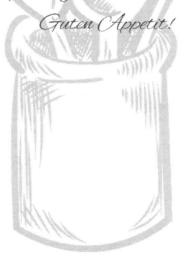

Guten Appetit!

Dips & Fingerfood

Dips und Fingerfood sind eine gute Möglichkeit, um den kleinen Hunger zwischendurch zu stillen.

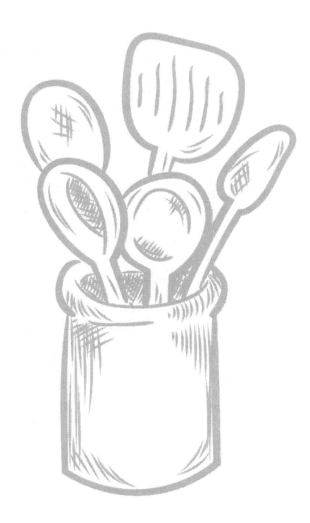

Dips & Fingerfood

Tortilla-Chips mit Dips

Fertig in: 25 Min

Portionen: 8

Nährwerte pro Portion: Energie 210 kcal; Eiweiß 7 g; Kohlenhydrate 15 g

Zutaten:

- 8 Vollkorn-Tortilla-Fladen
- 2 EL Jalapeño
- 2 EL Olivenöl
- 4 EL Frischkäse
- ½ Bund Koriander
- 1 Bio-Limette
- 1 Avocado
- 1 Knoblauchzehe
- 1 Bio-Zitrone
- 1 rote Chilischote
- 1 rote Zwiebel
- 4 Tomaten
- 75 g geriebener Cheddarkäse
- Kreuzkümmel
- Paprikapulver
- Pfeffer
- Salz

Zubereitung:

1. Tortilla-Fladen in kleine Dreiecke schneiden, dann auf ein mit Backpapier belegtes Backblech geben. Tortilla-Chips mit Salz, Pfeffer, Paprikapulver und Kreuzkümmel bestreuen und mit Öl beträufeln. Im vorgeheizten Backofen bei 200 °C ca. 10 Minuten backen, öfter wenden.
2. Jalapeños kleinschneiden, mit Frischkäse und Cheddar vermischen. Cheddar-Jalapeño-Dip beiseitestellen.
3. Tomaten waschen, würfeln. Zwiebel schälen. Chilischote waschen. Zitrone heiß abspülen, trocknen, Schale abreiben, Saft auspressen. Chili und Zwiebel hacken, mit Tomaten, Zitronensaft und -schale vermischen, beiseitestellen.
4. Avocado-Fruchtfleisch mit einer Gabel zerdrücken. Knoblauch hacken.
5. Koriander waschen, trocknen, hacken. Limette heiß abspülen, trocknen, Schale abreiben, Saft auspressen. Avocado, Knoblauch, Koriander, Limettensaft und -schale vermischen.
6. Tortilla-Chips mit Cheddar-Jalapeño-Dip, Tomaten-Salsa und Avocado-Limetten-Dip anrichten.

Guten Appetit!

Dips & Fingerfood

Ananas-Barbecue-Dip

Fertig in: 25 Min

Portionen: 400 ml

Nährwerte pro 1 ml: Energie 164 kcal; Eiweiß 3 g; Kohlenhydrate 24 g

Zutaten:

- 2 Orangen
- 2 Zwiebeln
- 2 getrocknete Chilischoten
- 1 EL Olivenöl
- 4 EL Ahornsirup
- 125 g Ananas
- 200 ml Ketchup
- 2 EL Worcestersoße
- 75 g durchwachsener Speck

Zubereitung:

1. Orangen halbieren, auspressen, 100 ml Saft abmessen, Ananas schälen und würfeln.
2. Speck würfeln, Zwiebeln hacken.
3. Öl erhitzen, Speck hinzugeben, knusprig braten.
4. Zwiebeln zugeben, braten. Fett, bis auf 1/2 TL, weggießen.
5. Ananas, Ketchup, Ahornsirup, Orangensaft, Worcestersoße und Chilischoten zum Speck und den Zwiebeln in die Pfanne füllen, alles fünf Minuten köcheln lassen.
6. Ein Sieb über eine Schüssel hängen.
7. Den Dip hineinfüllen, durch das Sieb streichen, abkühlen lassen, dann anrichten.

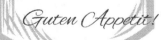

Avocado-Dip

Fertig in: 10 Min

Portionen: 8

Nährwerte pro Portion: Energie 112 kcal; Eiweiß 3 g; Kohlenhydrate 10 g

Zutaten:

- 2 reife Avocados
- 4 EL Pinienkerne
- 6 EL Zitronensaft
- 10 g Basilikum
- Chiliflocken
- Pfeffer
- Salz

Zubereitung:

1. Pinienkerne ohne Fett rösten.
2. Avocado-Fruchtfleisch würfeln.
3. Basilikum waschen, trocknen, mit Pinienkernen und Zitronensaft zur Avocado geben, 3 EL Wasser zufügen, pürieren und nach Bedarf würzen.

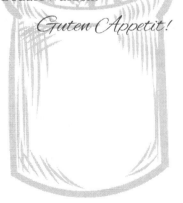

Guten Appetit!

Dips & Fingerfood

Dip mit Krabben, Radieschen und Gurke

Fertig in: 15 Min

Portionen: 4

Nährwerte pro Portion: Energie 120 kcal; Eiweiß 12 g; Kohlenhydrate 4 g

Zutaten:

- 200 g Gurke
- 250 g Nordseekrabben, geschält
- ½ Bund Dill
- ½ Bund Radieschen
- 2 EL Weißweinessig
- 50 g Meerrettichwurzel
- 4 EL Gemüsebrühe
- 2 EL Weißweinessig
- Etwas Zucker
- 2 EL Rapsöl
- Salz
- Pfeffer

Zubereitung:

1. Krabben in ein Sieb legen, abspülen, abtropfen lassen.
2. Gurke schälen, längs halbieren, entkernen, würfeln und in eine Schüssel geben.
3. Radieschen putzen, waschen und trocknen, würfeln, zu der Gurke geben.
4. Dill waschen, trocknen, Nadeln hacken.
5. Meerrettichwurzel schälen, reiben. Dill und Meerrettich zu der Gurke und den Radieschen in die Schüssel füllen. Krabben beimengen.
6. Essig, Gemüsebrühe und Öl vermischen, würzen. Vinaigrette und übrige Zutaten vermischen.

Guten Appetit!

Dips & Fingerfood

Vegane Mini-Wraps

Fertig in: 50 Minuten

Portionen: 4

Nährwerte pro Portion: Energie 314 kcal; Eiweiß 18 g; Kohlenhydrate 22 g

Zutaten:

- 200 g Tempeh
- 400 g Babyspinat
- 200 g Soja-Joghurt
- 2 Schalotten
- 2 EL Olivenöl
- 1 Knoblauchzehe
- Muskatnuss
- 2 rote Paprikaschoten
- 4 Vollkorn-Tortilla-Fladen
- ½ Kästchen Kresse
- 1 Bio-Zitrone
- Pull Biber
- Pfeffer
- Salz

Zubereitung:

1. Spinat waschen, verlesen und trocknen. Schalotte und Knoblauch würfeln. 1 EL Olivenöl erhitzen.
2. Schalotte und Knoblauch braten, Spinat zugeben, 3 Minuten braten. Vom Herd nehmen, würzen.
3. Paprikaschoten würfeln, Tempeh hacken. Olivenöl erhitzen und Tempeh 5 Minuten braten, würzen, vom Herd nehmen.
4. Zitrone heiß abspülen, trocknen, etwas Schale abreiben, Zitrone halbieren, Saft auspressen. Soja-Joghurt mit Zitronenabrieb vermischen, Zitronensaft und Salz zufügen.
5. Tortilla-Fladen erwärmen, etwas Soße aufstreichen, mit Spinat, Paprika und Tempeh belegen, einen 1,5 cm breiten Rand freilassen.
6. Gegenüberliegende Seiten einschlagen, Wraps aufrollen, in je 4 Stücke aufschneiden.
7. Auf Teller füllen, mit Kresse bestreuen, etwas Dip darüber träufeln. Mit Pull Biber garnieren.

Guten Appetit!

Dips & Fingerfood

Bärlauch-Dip mit Gemüsebratlingen

Fertig in: 45 Min

Portionen: 4

Nährwerte pro Portion: Energie 290 kcal; Eiweiß 10 g; Kohlenhydrate 36 g

Zutaten:

- 2 Eier (M)
- 200 g Karotten
- 200 g Zucchini
- 600 g Kartoffeln
- 2 EL Dinkelvollkornmehl
- 50 g gehackte Haselnüsse
- 50 g Bärlauch
- 2 EL Olivenöl
- Etwas Muskatnuss
- 1 TL Zitronensaft
- 300 Joghurt 1,5 % Fett
- 1 TL Honig
- Pfeffer
- Salz

Zubereitung:

1. Zucchini und Möhren waschen, putzen, reiben, Kartoffeln schälen, waschen, reiben, ausdrücken.
2. Zucchini, Möhren, Kartoffeln, Eier, gehackte Haselnusskerne und Mehl vermischen, würzen.
3. Öl erhitzen, Teig (1-2 EL) pro Frikadelle hineingeben, andrücken, ca. 4 Minuten von jeder Seite braten.
4. Bärlauch waschen, trocknen, Blätter hacken. Schmand, Joghurt, Zitronensaft und Bärlauch vermischen.
5. Honig, Salz und Pfeffer zugeben.
6. Frikadellen auf Küchenpapier geben, mit dem Bärlauch-Dip servieren.

Guten Appetit!

Dips & Fingerfood

Guacamole-Dip

Fertig in: 20 Min

Portionen: 4

Nährwerte pro Portion: Energie 142 kcal; Eiweiß 2 g; Kohlenhydrate 6 g

Zutaten:

- 2 reife Avocados
- 2 reife Tomaten
- 1 EL Zitronensaft
- 2 Frühlingszwiebeln
- Cayennepfeffer
- Paprikapulver edelsüß
- Salz

Zubereitung:

1. Tomaten überbrühen, abschrecken, häuten, würfeln, Avocado-Fruchtfleisch mit einer Gabel zerdrücken.
2. Frühlingszwiebeln waschen, putzen, trocknen, würfeln, zu den Tomaten und Avocado geben, würzen.
3. In Schälchen servieren.

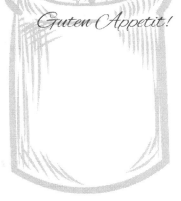

Guten Appetit!

Dips & Fingerfood

Schwarze-Bohnen-Dip

Fertig in: 15 Minuten

Portionen: 12

Nährwerte pro Portion: Energie 157 kcal; Eiweiß 8 g; Kohlenhydrate 23 g

Zutaten:

- 400 g schwarze Bohnen
- 1 rote Zwiebel
- 2 Datteln
- 1 Knoblauchzehe
- 1 EL Sesamöl
- 2 EL Limettensaft
- 1 TL Kreuzkümmel
- 1 EL stark entöltes Kakaopulver
- 2 Stiele Koriander
- Pfeffer
- Salz

Zubereitung:

1. Für den Schwarze-Bohnen-Dip Zwiebel und Knoblauch grob würfeln. Bohnen abgießen, abspülen, abtropfen lassen. Datteln würfeln.
2. Limette durchschneiden, auspressen. Limettensaft, Zwiebeln, Knoblauch, Bohnen, Datteln, Sesamöl und die Gewürze pürieren, würzen, in ein Schälchen füllen.
3. Koriander waschen, trocknen, Blätter abzupfen. Korianderblätter auf den Schwarze-Bohnen-Dip streuen.

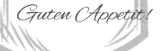

Guten Appetit!

Mango-Curry-Dip

Fertig in: 15 Minuten

Portionen: 12

Nährwerte pro Portion: Energie 157 kcal; Eiweiß 8 g; Kohlenhydrate 23 g

Zutaten:

- 200 g griechischer Joghurt
- 1 Mango
- 1 EL Zitronensaft
- 1 Knoblauchzehe
- 1 TL Currypulver
- Etwas Kurkuma
- 1 EL schwarzer Sesam
- Salz

Zubereitung:

1. Für den Mango-Curry-Dip Mango schälen, würfeln, pürieren.
2. Knoblauch pressen, mit Mango-Püree, Joghurt, Zitronensaft, Currypulver und Kurkuma vermischen, würzen und mit Sesam bestreuen.

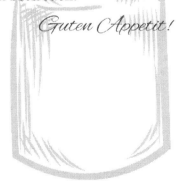

Guten Appetit!

Dips & Fingerfood

Tomaten-Dip

Fertig in: 15 Minuten

Portionen: 12

Nährwerte pro Portion: Energie 157 kcal; Eiweiß 8 g; Kohlenhydrate 23 g

Zutaten:

- 5 g Basilikum
- 1 TL Weißweinessig
- 1 TL Olivenöl
- 3 getrocknete Tomaten
- 1 Knoblauchzehe
- 1 Chilischote
- 2 Fleischtomaten
- Pfeffer
- Salz

Zubereitung:

1. Für den Tomaten-Dip Fleischtomaten waschen, würfeln, Chili, Knoblauch und getrocknete Tomaten würfeln.
2. Mit Olivenöl und Essig pürieren, würzen.
3. Basilikum waschen, trocknen, hacken, zum Tomaten-Dip geben.

Guten Appetit!

Dattel-Honig-Dip

Fertig in: 25 Minuten

Portionen: 6

Nährwerte pro Portion: Energie 245 kcal; Eiweiß 9 g; Kohlenhydrate 11 g

Zutaten:

- 60 g Zwiebeln
- 100 g Cashewkerne
- 1 EL Honig
- 1 EL Olivenöl
- 400 g Ziegenfrischkäse
- 5 Datteln
- 3 Stiele Koriander
- Gemahlener Kreuzkümmel
- Pfeffer
- Salz

Zubereitung:

1. Cashewkerne 15 Minuten in Wasser einweichen.
2. Zwiebeln schälen, Streifen schneiden.
3. Öl erhitzen.
4. Zwiebel darin andünsten.
5. Honig hinzugeben, karamellisieren lassen.
6. Cashewkerne und 1–2 EL Einweichwasser, Datteln, Zwiebelmischung und Frischkäse pürieren, würzen.
7. Koriander waschen, trocknen, hacken, auf den Honig-Dattel-Dip streuen.

Guten Appetit!

Dips & Fingerfood

Gemüsesticks mit Hüttenkäse

Fertig in: 25 Min

Portionen: 4

Nährwerte pro Portion: Energie 180 kcal; Eiweiß 18 g; Kohlenhydrate 12 g

Zutaten:

- 500 g Hüttenkäse
- 1 kg Gurken, Karotten, Staudensellerie etc.
- Zitronensaft
- 1 Knoblauchzehe
- ½ Bund Schnittlauch
- Salz

Zubereitung:

1. Gemüse waschen, schälen, putzen, in ca. 5 cm lange Stifte zerschneiden.
2. Schnittlauch waschen, trocknen, in Ringe schneiden. Knoblauch hacken, mit Hüttenkäse und Schnittlauch vermischen, würzen, mit den Gemüse-Sticks anrichten.

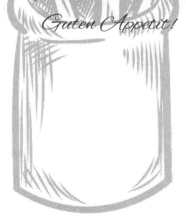

Dips & Fingerfood

Dip mit Oliven

Fertig in: 15 Min

Portionen: 4

Nährwerte pro Portion: Energie 209 kcal; Eiweiß 7 g; Kohlenhydrate 3 g

Zutaten:

- 200 g Ziegenfrischkäse
- 100 g grüne Oliven
- 2 Sardellenfilets
- 2 EL Pinienkerne
- 2 EL Olivenöl
- Pfeffer
- Salz

Zubereitung:

1. Pinienkerne ohne Fett rösten, dann auf einen Teller legen, abkühlen lassen.
2. Sardellen trockentupfen, Oliven hacken, mit den Pinienkernen, Petersilie, Olivenöl, Sardellen und Ziegenfrischkäse pürieren, würzen und in Schälchen füllen.

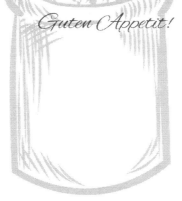

Guten Appetit!

Dips & Fingerfood

Pikanter Mango-Dip

Fertig in: 20 Min

Portionen: 4

Nährwerte pro Portion: Energie 124kcal; Eiweiß 1 g; Kohlenhydrate 17 g

Zutaten:

- 100 ml Orangensaft
- 1 Mango
- 2 EL Nussöl
- 1 TL Sambal Olek
- 1 TL brauner Zucker
- Etwas Curry
- Pfeffer
- Salz

Zubereitung:

1. Mango schälen, Fruchtfleisch dem Orangensaft, Zucker, Currypulver und Nussöl pürieren.
2. Mit Sambal Oelke, Salz und Pfeffer abschmecken.

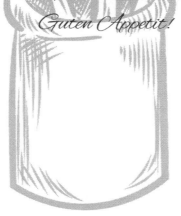

Guten Appetit!

Snacks

Snacks sind nicht nur lecker. Sie sättigen auch und helfen bei kleinen Durchhängern.

Die Zwischenmahlzeiten liefern kurzfristig Energie und sorgen für gute Laune.

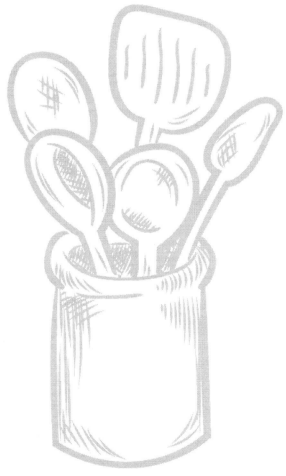

Joghurt mit Beeren und Haferflocken

Fertig in: 10 Minuten

Portionen: 4

Nährwerte pro Portion: Energie 184 kcal; Eiweiß 8 g; Kohlenhydrate 26 g

Zutaten:

- 200 ml laktosefreie Milch (3,5 % Fett)
- 200 g laktosefreier Joghurt (3,5 % Fett)
- 1 TL Reissirup
- 100 g Himbeeren
- 100 g Heidelbeeren

Zubereitung:

1. Die Haferflocken in eine Küchenschüssel geben und mit Milch einweichen.
2. Am besten kurz vor dem Verzehr einweichen. Mit Reissirup süßen.
3. Die Beeren waschen und vorsichtig trocken tupfen.
4. Die Haferflocken auf vier Schüsseln gleichmäßig verteilen und mit Beeren dekorieren.
5. Den Joghurt durchrühren und jeweils einen gehäuften EL auf die Beeren geben.

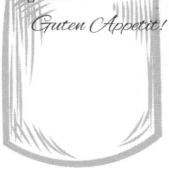

Guten Appetit!

Englischer Brot-Pudding

Fertig in: 1 Stunde 15 Minuten

Portionen: 6

Nährwerte pro Portion: Energie 421 kcal; Eiweiß 13 g; Kohlenhydrate 53 g

Zutaten:

- 12 Scheiben Vollkornbrot
- 50 g Butter
- 100 g Rosinen
- 50 ml Schlagsahne
- 5 Eier
- 2 EL Vollrohrzucker
- 350 ml Milch (3,5 % Fett)
- ½ TL Vanillepulver
- 1 EL Puderzucker aus Rohrohrzucker

Zubereitung:

1. Eine rechteckige Auflaufform mit etwas Butter ausstreichen.
2. Die Toastbrot-Scheiben dünn mit übriger Butter einstreichen und jeweils diagonal durchschneiden.
3. Einige Rosinen in die vorbereitete Form streuen, mehrere gebutterte Brotscheiben dachziegelartig dar auftun und ebenfalls mit Rosinen bestreuen.
4. Auf diese Art 3–4 Lagen aus gebutterten Vollkorn-Toastbrot-Scheiben und Rosinen aufschichten.
5. Die Eier mit Vollrohrzucker, Vanillepulver, Sahne und Milch vermengen.
6. Dies Mischung durch ein Sieb auf die aufgeschichteten Brotscheiben in die Auflaufform hineingeben.
7. Im vorgeheizten Backofen bei 200 °C (Umluft: 180 °C) etwa 45 Minuten goldbraun fertig backen.
8. Zum Schluss mit Puderzucker aus Rohrohrzucker bestreuen.

Guten Appetit!

Snacks

Schinken-Tomate Baguette

Fertig in: 30 Minuten

Portionen: 4

Nährwerte pro Portion: Energie 553 kcal; Eiweiß 37 g; Kohlenhydrate 34 g

Zutaten:

- 2 kl. Franz. Vollkorn Baguettes
- 1 Fleischtomate
- 8 Scheiben mittelalten Gouda
- 8 Scheiben gekochten Schinken
- 2 EL passierte Tomaten
- Frischer Pfeffer aus der Mühle

Zubereitung:

1. Baguettes halbieren und aufschneiden. Jede der 8 Seiten mit einer Scheibe Käse belegen.
2. Auf den unteren Hälften die passierten Tomaten gleichmäßig verteilen.
3. Tomate in Scheiben schneiden und zusammen mit dem Schinken belegen.
4. Baguettes auf einem mit Backpapier ausgelegten Backblech verteilen und im vorgeheizten Backofen bei 200 °C (Umluft: 180 °C) 8–10 Minuten überbacken, bis der Käse geschmolzen ist.

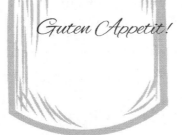

Guten Appetit!

Leckere Burger

Fertig in: 38 Minuten

Portionen: 4

Nährwerte pro Portion: Energie 688 kcal; Eiweiß 39 g; Kohlenhydrate 35 g

Zutaten:

- 100 g Joghurt (3,5 % Fett)
- 4 Burger-Brötchen
- 2 EL Ketchup
- 100 g Mayonnaise
- Paprikapulver edelsüß
- 1 Spritzer Zitronensaft
- Salz
- Pfeffer
- 2 Handvoll gemischter Blattsalat
- 1 Fleischtomate
- 1 rote Zwiebel
- 600 g Rinderhack
- 1 EL scharfer Senf
- 1 kl. Zwiebel
- 1 Knoblauchzehe

Zubereitung:

1. Mayonnaise mit dem Joghurt, Ketchup, etwas Paprika, Zitronensaft, Salz und Pfeffer vermengen.
2. Die Soße abschmecken und kühl stellen.
3. Salat waschen, trocknen und klein zupfen. Tomate waschen, Stielansatz entfernen und in feine Scheiben schneiden.
4. Rote Zwiebel schälen und in schmale Ringe schneiden.
5. Grill anheizen.
6. Hackfleisch mit Senf in eine Schale geben. Zwiebel und Knoblauch schälen und klein würfeln.
7. Zum Hackfleisch geben, alles gut vermengen und mit Salz und Pfeffer würzen.
8. Daraus 4 Burger-Pattys formen und auf dem heißen Grill ca. 4 Minuten pro Seite grillen.
9. Brötchen halbieren und auf dem Grill mitanrösten.
10. Auf die Unterseiten der Brötchen jeweils etwas von der Soße verstreichen.
11. Einige Salatblätter, eine Frikadelle, Tomate und Zwiebelringe übereinanderschichten.
12. Brötchenoberseite drauflegen und servieren.

Guten Appetit!

Snacks

Kokos-Aprikosen-Riegel

Fertig in: 2 Stunden 40 Minuten

Portionen: 30 Riegel

Nährwerte pro Portion: Energie 64 kcal; Eiweiß 1 g; Kohlenhydrate 8 g

Zutaten:

- 100 g getrocknete Aprikosen
- 50 g flüssiger Honig
- 80 g Vollrohrzucker
- 30 g Butter
- 100 g Dinkelflocken
- ½ Bio-Orange
- 40 g gehackte Mandeln
- 50 g Kokosraspel

Zubereitung:

1. Aprikosen gleichmäßig würfeln
2. Butter, Honig und Zucker in einen kleinen Topf vermengen und kurz aufkochen.
3. Die halbe Orange heiß abspülen und trocknen. 1 TL Schale abreiben und den Saft pressen.
4. 1 EL Orangensaft und -schale, Dinkelflocken, Kokosraspel, Mandeln und gewürfelte Aprikosen mit der süßen Butter im Topf mischen.
5. Die Masse mit einem feuchten Gummispachtel 1,5 cm dick auf ein mit Backpapier ausgelegtes Backblech streichen.
6. Im vorgeheizten Backofen bei 150 °C (Umluft: 130 °C) auf der mittleren Schiene ca. 20-25 Minuten fertig backen.
7. Platte auskühlen lassen, dann in Riegel zerschneiden.

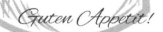

Snacks

Joghurt Eis mit Beeren

Fertig in: 4 Stunden 10 Minuten

Portionen: 6

Nährwerte pro Portion: Energie 231 kcal; Eiweiß 5 g; Kohlenhydrate 15 g

Zutaten:

- 300 g frische gemischte Beeren
- 3 EL Honig
- ½ Bio-Zitrone
- 150 ml Buttermilch
- 400 g Joghurt (3,5 % Fett)

Zubereitung:

1. Beeren verlesen und gegebenenfalls waschen und trocknen. 4 EL für die Garnitur zur Seite legen.
2. Zitrone heiß abspülen und trocknen. Zitronenschale abreiben und den Saft auspressen.
3. Zusammen mit Beeren und Honig klein pürieren.
4. Joghurt und Buttermilch untermengen und die Masse in 4 Schälchen einfüllen.
5. Für 4 Stunden in das Gefrierfach stellen. Beeren-Joghurt-Eis mit den restlichen Beeren garnieren und servieren.

Guten Appetit!

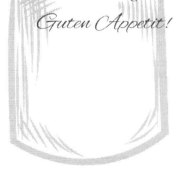

Snacks

Crostini aus Erbsen

Fertig in: 30 Stunden

Portionen: 4

Nährwerte pro Portion: Energie 197 kcal; Eiweiß 7 g; Kohlenhydrate 29 g

Zutaten:

- 120 g Erbsen
- 8 Vollkorn-Baguette-Scheiben
- 10 Stiele Minze
- 1 Knoblauchzehe
- 1 Zwiebel
- 4 EL Olivenöl
- 1 Zitrone
- Salz
- Pfeffer

Zubereitung:

1. Minze waschen, trocknen und 1/3 klein hacken. Zwiebel und Knoblauch abziehen und klein würfeln.
2. Olivenöl in einem Topf erhitzen, Zwiebeln und Knoblauch dazugeben und andünsten.
3. Dann Erbsen dazu geben, Zitrone halbieren und Saft auspressen und 1EL Zitronensaft hinzugeben.
4. Alles unter Rühren ca. 4 Minuten mit andünsten.
5. Alles in eine Schüssel umfüllen und mit einem Kartoffelstampfer grob zu einem Pesto zerdrücken.
6. Die Minze untermengen und mit Salz und Pfeffer abschmecken.
7. Im vorgeheizten Backofen bei 200°C (Umluft 180°C) die Vollkorn-Baguette-Scheiben 4-5 Minuten knusprig backen.
8. Zum Servieren je 1-2 EL Erbsen-Pesto auf die Crostini streichen und mit restlicher Minze garnieren.

Guten Appetit!

Leckere Plinsen

Fertig in: 40 Minuten

Portionen: 4

Nährwerte pro Portion: Energie 414 kcal; Eiweiß 18 g; Kohlenhydrate 56 g

Zutaten:

- 300 g Dinkelvollkornmehl
- 375 ml Buttermilch
- 3 Eier
- 4 EL Mineralwasser mit Kohlensäure
- 150 g Beeren
- 1 EL Butter
- 1 TL Puderzucker aus Rohrohrzucker

Zubereitung:

1. Das Mehl in eine Backschüssel sieben und die Eier untermengen.
2. Buttermilch, Mineralwasser und Salz hinzugeben und alles gut vermengen.
3. Den Teig 30 Minuten ruhen lassen.
4. Nacheinander insgesamt 12 Plinsen ausbacken. Dazu in einer Pfanne 1 Löffel Butter erhitzen, 4 Teighäufchen hineingeben und bei mäßiger Hitze pro Seite in etwa 4 Minuten goldbraun backen.
5. Restlichen Teig ebenso zubereiten.
6. Beeren waschen und trocknen.
7. Plinsen mit Beeren und Puderzucker bestäuben und servieren.

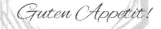

Guten Appetit!

Snacks

Dinkel-Brötchen

Fertig in: 40 Minuten

Portionen: 6

Nährwerte pro Portion: Energie 257 kcal; Eiweiß 10 g; Kohlenhydrate 47 g

Zutaten:

- 125 g Dinkel-Vollkornmehl
- 250 g Weizenmehl Type 1050
- 300 ml Buttermilch
- 10 g Butter
- 1 ½ TL Backpulver
- 2 EL Rosinen
- 1 TL Salz
- 1 TL Natron

Zubereitung:

1. 6 kleine Tonschüsselchen mit Butter bepinseln und den Rand jeweils mit einem Backpapierstreifen auslegen.
2. Das Dinkel-Vollkornmehl, Weizenmehl, Salz, Backpulver, Natron und die Rosinen in einer Backschüssel vermengen.
3. Eine Mulde in die Mitte drücken und die Buttermilch dazu gießen.
4. Dann zu einem glatten Teig kneten.
5. Den Teig in 6 gleichgroße Stücke teilen und auf bemehlter Fläche zu Brötchen formen.
6. In die Schüsselchen legen und im vorgeheizten Backofen bei 200 °C (Umluft: 180 °C) 18-20 Minuten backen.
7. Zum Auskühlen auf einem Kuchengitter legen.

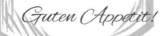

Guten Appetit!

Snacks

Leckere Brotecken in Olivenöl

Fertig in: 15 Minuten

Portionen: 2

Nährwerte pro Portion: Energie 283 kcal; Eiweiß 12 g; Kohlenhydrate 23 g

Zutaten:

- 2 Scheiben Vollkorn-Sandwichbrot
- 250 g Kirschtomaten
- 400 g Zucchini
- 2 EL Olivenöl
- 80 ml Milch
- Salz
- Pfeffer
- nach Belieben: grober Pfeffer

Zubereitung:

1. Ei und Milch vermischen, mit Salz und Pfeffer würzen und in eine Schale geben.
2. Brotscheiben diagonal halbieren, in die Eiermilch legen und unter Wenden so lange einweichen, bis sie die Flüssigkeit aufgenommen haben.
3. Inzwischen die Zucchini waschen, der Länge nach halbieren und quer in 1 cm dicke Scheiben zerschneiden.
4. Tomaten waschen und vierteln.
5. In einer großen beschichteten Pfanne 1 EL Olivenöl erhitzen.
6. Die eingeweichten Brotecken hineingeben und bei geringer Hitze von jeder Seite 3-4 Minuten goldbraun anbraten.
7. Während die Brotecken braten, das restliche Öl in einem Topf erhitzen, Zucchini und alle Tomaten hinzufügen und zugedeckt bei mäßiger Hitze 6-7 Minuten andünsten.
8. Mit Pfeffer und Salz abschmecken. Gebratene Brotecken mit dem Gemüse anrichten.
9. Nach Belieben mit grobem Pfeffer würzen.

Guten Appetit!

Spargelcremesuppe

Fertig in: 1 Stunde 15 Minuten

Portionen: 4

Nährwerte pro Portion: Energie 261 kcal; Eiweiß 7 g; Kohlenhydrate 19 g

Zutaten:

- 800 g weißer Spargel
- 200 g mehlig kochende Kartoffeln
- 2 EL Butter
- 2 EL Mehl
- 100 g Creme fraîche
- 200 ml trockener Weißwein
- 1 Schalotte
- 1 Bio-Zitrone
- ½ Bund Schnittlauch
- Pfeffer
- Salz

Zubereitung:

1. Spargel schälen und in einen großen Topf geben, mit ca. 1,1 l Wasser bedecken und mit Zitronenschale ca. 20 Minuten köcheln lassen, bis der Spargel leichten Biss hat.
2. Aus dem Sud heben und Stangen etwas abkühlen lassen. Sud durch ein Sieb passieren.
3. Schalotte abziehen und würfeln. Kartoffeln waschen, schälen und in Stücke schneiden.
4. Zusammen mit Schalotte in einem heißen Topf in der Butter kurz anbraten.
5. Das Mehl untermengen und mit ca. 800 ml Spargelsud sowie Weißwein ablöschen.
6. Unter gelegentlichem Rühren ca. 20 Minuten garkochen.
7. Spargelstangen in ca. 3 cm lange Stücke schneiden. Spitzen zur Seite legen. Etwa die Hälfte der übrigen Stücke zur Suppe hinzugeben, Crème fraîche dazugeben und Suppe fein pürieren. Nach Bedarf noch etwas einkochen lassen. Spargelspitzen und die übrigen Stücke in Suppe geben, heiß werden lassen und mit Pfeffer und Salz würzen
8. Schnittlauch waschen, trocknen und in feine Röllchen hacken. Suppe auf vier Suppenteller verteilen und mit Schnittlauch bestreuen.

Guten Appetit!

Schokoladen-Bällchen

Fertig in: 2 Stunden 48 Minuten

Portionen: 18 Stück

Nährwerte pro Portion: Energie 96 kcal; Eiweiß 2 g; Kohlenhydrate 11 g

Zutaten:

- 100 g Zartbitterschokolade (70 % Kakaogehalt)
- 150 g Dinkelmehl
- 1 Vanilleschote
- 3 EL Kakaopulver
- 60 g Honig
- 50 g Butter
- 1 Ei
- Puderzucker aus Erythrit, zum wälzen
- 3 EL Milch
- 1 TL Backpulver
- 1 Prise Salz

Zubereitung:

1. Die Schokolade grob zerhacken und über einem heißen Wasserbad schmelzen lassen. Vanilleschote der Länge nach aufschlitzen und Mark herauskratzen.
2. Vanillemark, Mehl, Kakao, Backpulver und Salz gut vermengen. Weiche Butter in Stücken, Honig, Ei und Milch untermischen. Geschmolzene Schokolade darunterziehen. Alles zu einem geschmeidigen Mürbeteig verkneten. In Frischhaltefolie gewickelt 2 Stunden in den Kühlschrank stellen.
3. Vom Teig kleinere Portionen abnehmen und diese zu Kugeln formen, dann leicht flach andrücken. Die Oberseite im Puderzucker wälzen und auf ein mit Backpapier ausgelegtes Backblech legen. Im vorgeheizten Backofen bei 180 °C (Umluft 160 °C) 8-9 Minuten backen. Die Bällchen sollten außen knusprig und innen noch saftig zart sein. Bällchen herausnehmen und auf dem Kuchengitter abkühlen lassen.

Guten Appetit!

Snacks

Gefüllte Lebkuchen

Fertig in: 1 Stunde 50 Min

Portionen: ca. 60 Stück

Nährwerte pro Portion: Energie 67 kcal; Eiweiß 2 g; Kohlenhydrate 8 g

Zutaten:

- 150 g Dinkel-Vollkornmehl
- 125 g Dinkelmehl Typ 630
- 125 g Honig
- 400 g Marzipanrohmasse
- 25 g Rohrohrzucker
- 2 TL Lebkuchengewürz
- 2 TL Backpulver
- 2 Eier
- 50 g Butter

Zubereitung:

1. Honig, Zucker und die Butter in einem Topf erhitzen, vermengen, bis sich der Zucker vollständig aufgelöst hat und dann auskühlen lassen. 1 Ei untermengen. Das Mehl mit dem Backpulver und dem Lebkuchengewürz mischen, darüber sieben und alles verkneten. Zugedeckt 1 Stunde in den Kühlschrank stellen.
2. Den Teig auf einer gut bemehlten Arbeitsfläche ca. 3 mm dick ausrollen. Aus der Marzipanmasse eine ca. 1 cm dicke Rolle formen.
3. Den Teig so zurechtschneiden, dass man die Marzipanrolle damit einrollen kann. Das zweite Ei trennen. Die Ränder mit dem Eiweiß einstreichen und die Teighülle fest andrücken.
4. Die fertige Rolle schräg in Dreiecke schneiden, mit dem Eigelb bestreichen, auf ein mit Backpapier belegtes Backblech legen. Im vorgeheizten Backofen bei 180 °C (Umluft 160 °C) 18-20 Minuten backen. Lebkuchen herausnehmen und abkühlen lassen.

Guten Appetit!

Kartoffelgratin

Fertig in: 1 Stunde 20 Minuten

Portionen: 4

Nährwerte pro Portion: Energie 507 kcal; Eiweiß 13 g; Kohlenhydrate 42 g

Zutaten:

- 1 kg festkochende Kartoffeln
- 100 g Käse, z.B. Gouda
- 1 TL weiche Butter
- 1 Knoblauchzehe
- 300 ml Schlagsahne
- Pfeffer aus der Mühle
- Muskat
- Frischer Kerbel
- Salz

Zubereitung:

1. Den Backofen auf 180°C (Ober- und Unterhitze) vorheizen.
2. Eine große Auflaufform mit Butter einfetten.
3. Kartoffeln waschen, schälen und längsseits in dünne Scheiben hobeln.
4. In die Form dachziegelartig einschichten. Knoblauch schälen, pressen und die Sahne geben.
5. Mit Salz, Pfeffer und Muskat kräftig abschmecken und über die geschichteten Kartoffeln gießen.
6. Den Käse reiben und über den Auflauf streuen.
7. Auflauf im Backofen bei 180 °C (Umluft 160 °C) für 1 Stunde backen.
8. Mit frischem Kerbel garnieren.

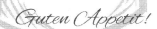

Guten Appetit!

Salate

Salate sind sehr gesund und schmecken richtig gut. Je variantenreicher man Salate zubereitet, umso besser.

Die sekundären Pflanzenfarbstoffe sorgen für eine gute Gesundheitsvorsorge.

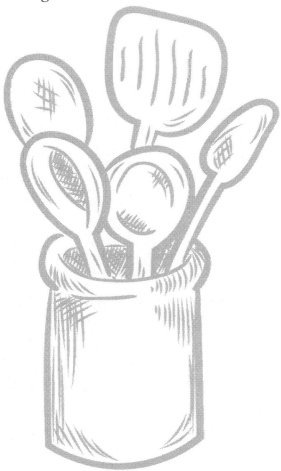

Salat mit Quinoa

Fertig in: 60 Min

Portionen: 4

Nährwerte pro Portion: Energie 410 kcal; Eiweiß 15 g; Kohlenhydrate 50 g

Zutaten:

- 200 g Quinoa
- 1 Gurke
- 1 Mango
- 1 Paprikaschote
- 3 Tomaten
- 1 rote Zwiebel
- 150 g Feldsalat
- 150 g Feta
- 2 Stiele Minze
- 1 EL Apfelessig
- 1 EL Olivenöl
- Pfeffer
- Salz

Zubereitung:

1. Quinoa kalt abspülen, mit doppelt so viel Wasser aufkochen, ca. 10 Minuten köcheln.
2. Mango-Fruchtfleisch würfeln. Gurke, Tomaten und Paprikaschote putzen, waschen, würfeln.
3. Feldsalat waschen und trocknen, Zwiebel hacken, Minze waschen, trocknen, Blätter abzupfen, in Streifen zerschneiden, Feta würfeln.
4. Quinoa abgießen, abtropfen lassen, in einer Schüssel mit Mango, Gurke, Tomaten, Paprika, Feldsalat, Zwiebel, Minze und Feta vermischen. Olivenöl, Apfelessig, Salz und Pfeffer zugeben und vermischen.

Guten Appetit!

Salate

Rote-Bete-Salat mit Ziegenkäse

Fertig in: 25 Min

Portionen: 2

Nährwerte pro Portion: Energie 399 kcal; Eiweiß 12 g; Kohlenhydrate 44 g

Zutaten:

- 40 g Dinkelflocken
- 4 EL Honig
- 30 g Walnusskerne
- 2 Zweige Thymian
- 200 g säuerliche Äpfel
- 100 g Ziegencamembert (8 kleine Taler)
- 20 g Oliven
- 250 g Rote Bete
- 2 EL Olivenöl
- 120 g Vollkornbaguette
- 2 EL Apfelessig
- Pfeffer

Zubereitung:

1. Walnüsse hacken. Thymian waschen, trocknen, Blätter abzupfen.
2. Walnüsse, Thymianblätter, Dinkelflocken, Honig und etwas Salz vermischen.
3. Ziegenkäsetaler auf ein mit Backpapier belegtes Backblech legen.
4. Honig-Dinkel-Mischung darüberstreuen, im vorgeheizten Backofen bei 200 °C ca. 13 Minuten backen.
5. Äpfel waschen, entkernen. Äpfel und Rote Bete in sehr dünne Scheiben schneiden, auf eine Anrichteplatte legen.
6. Olivenöl und Apfelessig vermischen, würzen. Marinade auf dem Carpaccio verteile, 6 Minuten ziehen lassen.
7. Ziegenkäse und Honig-Dinkel-Mischung auf dem Apfel-Bete-Carpaccio verteilen. Dazu Baguette reichen.

Guten Appetit!

Salate

Salat mit Rucola und Gemüsenudeln

Fertig in: 35 Min

Portionen: 4

Nährwerte pro Portion: Energie 272 kcal; Eiweiß 9 g; Kohlenhydrate 17 g

Zutaten:

- 800 g Karotten
- 250 g Cherrytomaten
- 100 ml Gemüsebrühe
- 4 EL Olivenöl
- 3 Stiele Oregano
- 80 g Rucola
- 30 g Parmesankäse
- 10 g Basilikum
- 50 g Pinienkerne
- Pfeffer
- Salz

Zubereitung:

1. Pinienkerne ohne Fett rösten, Basilikum waschen, trocknen, Blätter abzupfen. Parmesankäse reiben.
2. Die Hälfte der Pinienkerne und Basilikumblätter mörsern, mit Parmesan vermischen.
3. Karotten putzen, schälen, mit einem Sparschäler lange Streifen (Tagliatelle) abschneiden.
4. Rucola und Oregano waschen, trocknen, Blätter abzupfen.
5. Öl erhitzen, Möhren-Tagliatelle darin kurz braten, dann Brühe zugießen, 5 Minuten schmoren lassen, bis die Flüssigkeit verdampft ist.
6. Kirschtomaten putzen, waschen und durchschneiden.
7. Möhren-Tagliatelle würzen.
8. Übrige Pinienkerne und Tomaten hinzugeben, 2 Minuten dünsten, dann Rucola zugeben und sofort auf Tellern anrichten.
9. Oregano und Basilikum darauf streuen.

Guten Appetit!

Salate

Spargel-Karotten-Burrata-Salat

Fertig in: 20 Min

Portionen: 4

Nährwerte pro Portion: Energie 670 kcal; Eiweiß 34 g; Kohlenhydrate 26 g

Zutaten:

- 4 Kugeln Burrata
- 2 Frühlingszwiebeln
- 1 Handvoll Rucola
- 300 g Cherrytomaten
- 2 EL Zitronensaft
- 2 EL Sonnenblumenkerne
- 6 EL Olivenöl
- 4 Karotten
- 500 grüner Spargel
- 500 g weißer Spargel

Zubereitung:

1. Spargel schälen, untere Enden abschneiden. Grünen Spargel waschen, holzige Enden abschneiden, Spargel in Stücke zerschneiden.
2. Karotten putzen, schälen, in Stifte schneiden.
3. Öl erhitzen, Spargel und Möhren darin ca. 6 Minuten braten.
4. Sonnenblumenkerne hinzugeben, kurz rösten. Zitronensaft zugeben, würzen.
5. Pfanne vom Herd nehmen, abkühlen lassen.
6. Tomaten waschen und vierteln, Rucola waschen und trocknen, Frühlingszwiebeln putzen, waschen, in Stücke schneiden.
7. Spargel, Tomaten, Rucola und Frühlingszwiebeln vermischen, auf Tellern anrichten.
8. Je eine Kugel Burrata obendrauf setzen.

Guten Appetit!

Salate

Mediterraner Nudelsalat

Fertig in: 30 Min

Portionen: 4

Nährwerte pro Portion: Energie 508 kcal; Eiweiß 18 g; Kohlenhydrate 68 g

Zutaten:

- 400 g Vollkorn-Fusilli
- 250 g Cherrytomaten
- 5 EL Olivenöl
- 2 Zucchini
- 20 g Parmesankäse
- 1 Bund Kräuter
- 1 TL Honig
- 3 EL Balsamicoessig
- 1 Knoblauchzehe
- 1 Bio-Zitrone
- Pfeffer
- Salz

Zubereitung:

1. Nudeln al dente garen, dann abgießen, abschrecken, in eine Schüssel füllen. 1 EL Öl untermischen, abkühlen lassen.
2. Tomaten waschen, durchschneiden. Zucchini waschen, putzen, in Scheiben schneiden.
3. 1 EL Öl i erhitzen, darin Zucchini kurz braten, würzen, beiseitestellen, etwas abkühlen lassen.
4. Zitrone heiß abwaschen, trocknen, Schale abreiben, Saft auspressen, Knoblauch hacken.
5. Mit Zitronenabrieb, Balsamicoessig, Honig, etwas Wasser, 2 EL Zitronensaft und übrigem Olivenöl verrühren, würzen. Kräuter waschen, trocknen, Blätter abzupfen.
6. Nudeln, Tomaten und Zucchini auf Teller füllen, und mit der Marinade beträufeln.
7. Parmesan darüber geben, mit Kräutern bestreuen.

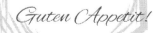

Salate

Kartoffelsalat mit Feta

Fertig in: 35 Min

Portionen: 4

Nährwerte pro Portion: Energie 483 kcal; Eiweiß 14 g; Kohlenhydrate 43 g

Zutaten:

- 800 g festkochende Kartoffeln
- 1 Handvoll Rucola
- 1 Gurke
- 1 Bund Radieschen
- 2 Avocados
- 8 Gewürzgurken
- 8 EL Joghurt 3,5 % Fett
- 100 g Feta
- 4 TL Sonnenblumenkerne
- 2 EL Leinöl
- 2 Zweige Majoran
- Salz
- Pfeffer

Zubereitung:

1. Kartoffeln schälen, waschen, 15 Minuten kochen, abgießen, abschrecken, abtropfen lassen.
2. Salatgurke und Radieschen putzen, waschen, in Scheibchen schneiden.
3. Rucola waschen, trocknen, zwei Gewürzgurken längs halbieren, in Scheiben schneiden, restliche würfeln.
4. Avocado-Fruchtfleisch in Streifen schneiden.
5. Majoran waschen, trocknen, Blättchen hacken. Joghurt, Öl, Majoran, Gewürzgurkenwürfel und etwas Gurkensud vermengen, abschmecken.
6. Feta zerbröseln. Kartoffeln in Scheiben schneiden, mit Gurken, Radieschen und Rucola vermischen, in Schüsseln füllen, Avocado darauflegen, mit Feta und Sonnenblumenkerne bestreuen. Dip darüber träufeln.

Guten Appetit!

Salate

Mediterraner Nudelsalat

Fertig in: 30 Min

Portionen: 4

Nährwerte pro Portion: Energie 506 kcal; Eiweiß 18 g; Kohlenhydrate 67 g

Zutaten:

- 400 g Vollkornnudeln
- 250 g Cocktailtomaten
- 5 EL Olivenöl
- 2 Zucchini
- 1 Knoblauchzehe
- 1 Bio-Zitrone
- 1 Bund Kräuter
- 1 TL Honig
- 3 EL Balsamicoessig
- 20 g Parmesankäse
- Pfeffer
- Salz

Zubereitung:

1. Nudeln al dente garen, dann in eine Schüssel füllen. 1 EL Öl zugeben, abkühlen lassen.
2. Tomaten waschen, halbieren, Zucchini waschen, in Scheiben schneiden.
3. 1 EL Öl erhitzen, Zucchini darin braten, würzen, beiseitestellen, etwas abkühlen lassen.
4. Zitrone heiß abwaschen, trocknen, Schale abreiben, Saft auspressen.
5. Knoblauch schälen, hacken. Mit Zitronenschale, Balsamicoessig, Honig, etwas Wasser, 1–2 EL Zitronensaft und übrigem Olivenöl vermischen, würzen.
6. Kräuter waschen, trocknen, Blätter abzupfen.
7. Pasta mit Tomaten und Zucchini auf Tellern anrichten, Vinaigrette darüber träufeln.
8. Mit Parmesan und Kräutern bestreuen.

Guten Appetit!

Salate

Salat mit Gurken, Radieschen und Feta

Fertig in: 15 Min

Portionen: 4

Nährwerte pro Portion: Energie 273 kcal; Eiweiß 10 g; Kohlenhydrate 7 g

Zutaten:

- 200 g Feta
- 4 Gewürzgurken
- 1,5 Gurken
- 4 EL Olivenöl
- 1 Bund Rucola
- 1 Bund Radieschen
- 3 EL Zitronensaft
- 1 TL Senf
- 1 TL Honig

Zubereitung:

1. Salatgurken und Radieschen waschen und in feine Scheiben schneiden.
2. Rucola waschen und trocknen.
3. Gewürzgurken längs halbieren und in kleine Scheiben schneiden.
4. Fetakäse würfeln.
5. Für das Dressing Öl mit Zitronensaft, Honig und Senf verquirlen, mit Salz und Pfeffer würzen.
6. Radieschen-, Gurken- und Gewürzgurkenscheiben vermischen und mit dem Dressing beträufeln.
7. Auf Tellern anrichten mit Rucola und Fetakäse bestreuen.

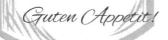

Guten Appetit!

Fruchtiger Kartoffelsalat

Fertig in: 2 Stunden 75 Min

Portionen: 4

Nährwerte pro Portion: Energie 209 kcal; Eiweiß 4 g; Kohlenhydrate 31 g

Zutaten:

- 600 g Kartoffeln, festkochend
- 1 roter Apfel
- 2 rote Zwiebeln
- 150 ml Gemüsebrühe
- 3 EL Apfelessig
- ½ TL Majoran, getrocknet
- 1 EL Senf
- 2 EL Olivenöl
- 2 Karotten
- 1 Gurke
- 10 g Petersilie
- Pfeffer
- Salz

Zubereitung:

1. Kartoffeln 20–30 Minuten kochen, abgießen, abschrecken, heiß abpellen, abkühlen lassen. Zwiebeln schälen, würfeln, mit Essig, Salz, Pfeffer, Majoran und Gemüsebrühe aufkochen. Senf, Dicksaft und Öl untermischen.
2. Kartoffeln in Scheiben schneiden, Dressing über die Kartoffelscheiben gießen, 35 Minuten ziehen lassen, mehrmals umrühren.
3. Gurke waschen, längs halbieren, Kerne herauslösen, in Scheibchen schneiden. Karotten putzen, schälen, waschen, reiben. Apfel waschen, würfeln.
4. Gurke, Karotten und Apfel zu den Kartoffeln geben, würzen, 15 Minuten ziehen lassen.
5. Petersilie waschen, trocknen, Blättchen abzupfen, fein schneiden, in den Kartoffelsalat geben.

Guten Appetit!

Salate

Obstsalat mit Vanillequark

Fertig in: 30 Min

Portionen: 4

Nährwerte pro Portion: Energie 255 kcal; Eiweiß 10 g; Kohlenhydrate 178 g

Zutaten:

- 250 g Magerquark
- 150 g Sahne
- ½ Limette
- 100 g Erdbeeren
- 1 Stiel Minze
- 1 EL Reissirup
- 50 g Himbeeren
- ½ Papaya
- 150 g Honigmelone
- 20 g Pistazienkerne, gehackt
- Etwas Vanillepulver
- Salz

Zubereitung:

1. Limette auspressen, Minze waschen, trocknen, hacken, mit Limettensaft, 1 TL Reissirup und etwas Salz vermischen.
2. Erdbeeren und Himbeeren putzen, waschen, trocknen. Melone entkernen, würfeln. Papaya schälen, entkernen, in Streifen schneiden.
3. Obst mit dem Dressing vermischen. Hälfte der Pistazien hinzugeben, Salat ca. 25 Minuten ziehen lassen.
1. 4.Sahne steif schlagen. Quark aufschlagen, mit übrigem Reissirup und Vanillepulver vermischen.
2. Sahne unter den Quark geben.
4. Quark mit Obstsalat in Gläser schichten, mit Pistazien bestreuen.

Guten Appetit!

Apfel-Karotten-Salat

Fertig in: 15 Min

Portionen: 4

Nährwerte pro Portion: Energie 167 kcal; Eiweiß 1 g; Kohlenhydrate 25 g

Zutaten:

- 4 Äpfel
- 4 Karotten
- 6 EL Zitronensaft
- 8 EL Apfelsaft
- Etwas Salz
- 2 EL Rapsöl

Zubereitung:

1. Rapsöl, Zitronen- und Apfelsaft mischen, mit Pfeffer und Salz abschmecken.
2. Karotten waschen, schälen, reiben. Äpfel waschen, reiben.
3. Karotten- und Apfelraspel mit dem Dressing vermischen, in Schälchen servieren.

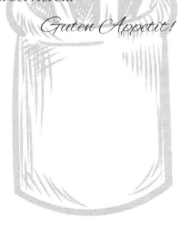

Guten Appetit!

Salate

Lauwarmer Kichererbsen-Kürbissalat

Fertig in: 4Min.

Portionen: 2

Nährwerte pro Portion: Energie 275 kcal; Eiweiß 8 g; Kohlenhydrate 16 g

Zutaten:

- 200 g Kichererbsen
- 1 EL Sesam
- 600 g Kürbisfrucht
- 4 EL Olivenöl
- 2 Zweige Rosmarin
- 1 Knoblauchzehe
- 1 rote Zwiebel
- 100 g Schmand
- 150 g Joghurt
- 5 g Minzblättchen
- 2 EL Zitronensaft
- Pfeffer
- Salz

Zubereitung:

1. Kürbis-Fruchtfleisch würfeln, in eine Auflaufform füllen, mit 2 EL Olivenöl beträufeln. Rosmarin waschen, zum Kürbis geben, würzen, alles vermischen, im vorgeheizten Backofen bei 180 °C 10 Minuten backen, wenden, noch 10 Minuten backen, aus dem Ofen nehmen, abkühlen lassen.
2. Sesam ohne Fett rösten, Zwiebel schälen, in Ringe schneiden, Knoblauch hacken. 1 EL Öl erhitzen. Knoblauch darin dünsten, Kichererbsen hinzufügen, noch 2 Minuten dünsten, würzen.
3. Joghurt, Schmand, Zitronensaft und restliches Öl verrühren, würzen. Minze waschen und trocknen.
4. Kürbis, Kichererbsen und Zwiebelringe auf Teller füllen, mit Sesam und Minzblättchen bestreuen. Dazu Joghurt-Dressing reichen.

Guten Appetit!

Salat mit Pilzen, Feta und Zucchini

Fertig in: 40 Min

Portionen: 4

Nährwerte pro Portion: Energie 258 kcal; Eiweiß 17 g; Kohlenhydrate 7 g

Zutaten:

- 600 g gemischte Pilze
- 200 g Feta-Würfel
- 2 Zucchini
- 3 Frühlingszwiebeln
- 1 Schalotte
- 3 Knoblauchzehen
- 2 EL Olivenöl
- 2 EL weißer Balsamicoessig
- 1 Bund Schnittlauch
- Pfeffer
- Salz

Zubereitung:

1. Pilze putzen, in Scheiben schneiden. Zucchini waschen, putzen, halbieren, in Scheiben schneiden.
2. Knoblauch und Zwiebel würfeln. Frühlingszwiebeln und Schnittlauch waschen, trocknen, dann in Ringe/Röllchen schneiden.
3. Öl erhitzen, Pilze 3–4 Minuten andünsten. Zucchini, Zwiebel, Knoblauch und die Frühlingszwiebeln hinzugeben, kurz braten, dann vom Herd ziehen, abkühlen lassen.
4. Essig und Schnittlauch vermischen, würzen, mit dem Feta unter den Salat mischen. Lauwarm anrichten.

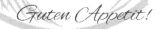

Guten Appetit!

Salate

Champignons und Kürbis auf Feldsalat

Fertig in: 50 Min

Portionen: 4

Nährwerte pro Portion: Energie 276 kcal; Eiweiß 13 g; Kohlenhydrate 36 g

Zutaten:

- 1 kg Hokkaido-Kürbis
- 100 g Feldsalat
- 250 g Champignons
- 2 Knoblauchzehen
- 1 Bund Frühlingszwiebeln
- 4 EL Olivenöl
- 1 Bio-Zitrone
- 10 g flüssiger Honig
- 3 EL Kürbiskernöl
- Cayennepfeffer
- Salz

Zubereitung:

1. Kürbis durchschneiden, Inneres entfernen. Kürbis in 2 cm dicke Spalten schneiden, schälen.
2. Knoblauch pressen, mit Salz, Cayennepfeffer und Olivenöl vermischen.
3. Kürbisspalten auf ein mit Backpapier belegtes Backblech geben, mit Würz-Öl einstreichen.
4. Im vorgeheizten Backofen bei 250 °C ca. 16 Minuten backen.
5. Zitrone heiß abwaschen, trocknen, 1 TL Schale abreiben, Saft auspressen.
6. Saft, Schale und Honig verrühren, würzen, Kürbiskernöl unterrühren.
7. Champignons putzen, in Scheiben schneiden. Frühlingszwiebeln putzen, waschen, in Ringe schneiden.
8. Pilze, Frühlingszwiebelringe und 4 EL Marinade vermischen.
9. Kürbisspalten wenden, mit Würz-Öl einstreichen, 10 Minuten backen.
10. Feldsalat putzen, waschen und trocknen. Kürbis auf eine Servierplatte geben, Champignons und Feldsalat darauf verteilen, mit Marinade beträufeln.

Guten Appetit!

Suppen

Suppen sind superlecker. Man kann sie als Vorspeise servieren oder als leichtes Hauptgericht genießen.

Die Auswahl ist riesig.

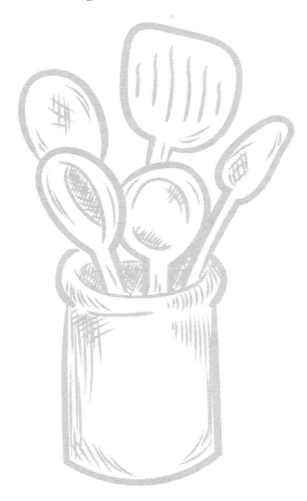

Suppen

Ramen-Miso-Suppe

Fertig in: 30 Min

Portionen: 2

Nährwerte pro Portion: Energie 440 kcal; Eiweiß 23 g; Kohlenhydrate 64 g

Zutaten:

- 125 g Ramen-Nudeln
- 1 hartgekochtes Ei (M)
- 100 g Shiitake-Pilze
- 3 EL Reisessig
- 1 Limette
- ½ TL Sesam
- 3 EL Miso-Paste
- 4 TL Tamari
- 1 l Gemüsebrühe
- 1 EL Sesamöl
- 2 Karotten
- 1 kleiner Brokkoli
- 1 Zwiebel
- 1 Chilischote
- Etwas

Zubereitung:

1. Ingwer, Chili und die Zwiebel kleinhacken. Gemüse waschen, schälen, Pilze putzen und durchschneiden.
2. Öl in einem großen Kochtopf erhitzen. Zwiebel, Chili und Ingwer zufügen, andünsten, dann Gemüse und Pilze zugeben, kur braten.
3. Mit Gemüsebrühe ablöschen, dann Sojasoße, Miso-Paste und Sesamsamen zufügen und 10 Minuten köcheln lassen, mit Tamari, Limettensaft und Reisessig würzen.
4. Ramen-Nudeln zubereiten, in Schüsseln füllen, dann die Brühe mit Gemüse darüber gießen, je ein halbes Ei drauflegen.

Guten Appetit!

Spargelsuppe

Fertig in: 75 Min

Portionen: 4

Nährwerte pro Portion: Energie 260 kcal; Eiweiß 7 g; Kohlenhydrate 19 g

Zutaten:

- 800 g Spargel
- 200 g Kartoffeln, mehligkochend
- 200 ml trockener Weißwein
- 100 g Crème fraîche
- 1 Schalotte
- 2 EL Butter/Margarine
- 2 EL Mehl
- ½ Bund Schnittlauch
- Etwas Bio-Zitronenschale
- Pfeffer
- Salz

Zubereitung:

1. Spargel schälen, holzige Enden abschneiden. Spargelschale und -enden in einen Topf geben, mit Wasser bedecken, Zitronenschale zufügen, ca. 10 Minuten köcheln lassen. Spargelstangen zugeben, salzen, 20 Minuten garen, Stangen herausheben, leicht abkühlen lassen. Wasser durch ein Sieb gießen.
2. Schalotte würfeln. Kartoffeln schälen, waschen, in Stücke schneiden, dann mit der Schalotte in Butter kurz braten. Mehl zugeben, verrühren, dann 800 ml Spargelsud und Wein zugießen, 15 Minuten köcheln, mehrmals umrühren.
3. Spargelstangen in Stücke schneiden. Spargelspitzen beiseitelegen. Die Hälfte der Stücke in die Suppe geben, Crème fraîche zufügen, pürieren. Spargelspitzen und die restlichen Stücke in die Suppe füllen, wieder aufheizen, würzen.
4. Schnittlauch waschen, trocknen, in Röllchen schneiden. Die Suppe in Suppenteller füllen, mit Schnittlauch bestreuen.

Guten Appetit!

Suppen

Gemüsesuppe nach asiatischer Art

Fertig in: 30 Min

Portionen: 4

Nährwerte pro Portion: Energie 72 kcal; Eiweiß 4 g; Kohlenhydrate 12 g

Zutaten:

- 50 g Ramen-Nudeln
- 1,25 l Gemüsebrühe
- 50 g Sojasprossen
- 80 g Champignons
- 50 g Rüben
- 50 g Karotten
- 50 g Staudensellerie
- 2 Blätter Salat
- 2 Blätter Chinakohl
- Pfeffer
- Salz

Zubereitung:

1. Ramen-Nudeln al dente garen, abgießen, abschrecken, und abtropfen lassen.
2. Champignons und Sojasprossen putzen, waschen, Pilze kleinschneiden.
3. Karotten, Rüben und Sellerie schälen, in Streifen schneiden.
4. Chinakohlblätter und Salatblätter waschen, in Streifen schneiden.
5. Gemüsebrühe aufkochen, Gemüse (bis auf Chinakohl und Salat) hinzugeben, ca. 4 Minuten köcheln, Chinakohl und Salat zugeben.
6. Nudeln untermengen, würzen, in vorgewärmte Schüsseln füllen.

Guten Appetit!

Zucchinisuppe

Fertig in: 55 Min

Portionen: 2

Nährwerte pro Portion: Energie 233 kcal; Eiweiß 8 g; Kohlenhydrate 25 g

Zutaten:

- 200 g Kartoffeln, mehligkochend
- 500 ml Gemüsebrühe
- 1 EL Olivenöl
- 2 Knoblauchzehen
- 1 Zwiebel
- 2 Zucchini
- 1 Handvoll Petersilie
- 1 EL Nussöl
- Muskat
- Pfeffer
- Salz

Zubereitung:

1. Zwiebel, Knoblauchzehen und Zucchini würfeln. Kartoffeln schälen, würfeln.
2. Öl in einem Kochtopf erhitzen, Gemüse und Kartoffeln anbraten, dann Brühe zugießen, alles 20 Minuten köcheln lassen.
3. Petersilie waschen, trocknen, hacken, zur Zucchinisuppe geben, pürieren, würzen, mit Nussöl beträufeln und anrichten.

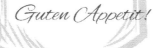

Guten Appetit!

Suppen

Blumenkohlsuppe mit Pastinaken und Mandelmus

Fertig in: 35 Min

Portionen: 4

Nährwerte pro Portion: Energie 185 kcal; Eiweiß 6 g; Kohlenhydrate 13 g

Zutaten:

- 450 g Blumenkohl
- 200 g Pastinaken
- 120 g Knollensellerie
- 900 ml Gemüsebrühe
- 1 EL Mandelmus
- 1 Zwiebel
- 1 EL Olivenöl
- Pfeffer
- Salz

Zubereitung:

1. Blumenkohl putzen, waschen, in Röschen zerteilen, Sellerie und Pastinaken schälen, würfeln, Zwiebel hacken.
2. Olivenöl in einem Topf erhitzen, Zwiebel darin andünsten, Blumenkohl, Sellerie und Pastinaken hinzugeben, kurz braten, Brühe zugeben, 20 Minuten köcheln lassen.
3. Suppe pürieren, mit Mandelmus, Salz und Pfeffer abschmecken.

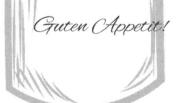

Guten Appetit!

Rinderbrühe

Fertig in: 3 Stunden 10 Min

Portionen: 6

Nährwerte pro Portion: Energie 154 kcal; Eiweiß 18 g; Kohlenhydrate 4 g

Zutaten:

- 500 g Rinderbrust
- 500 g Rinderknochen
- 1 Bund Suppengrün
- 10 g zerdrückte Pfefferkörner
- 1 TL Salz
- 1 Rosmarinzweig
- 1 Thymianzweig
- 1 Bund Petersilie
- 1 Gewürznelke
- 1 Lorbeerblatt
- 1 Zwiebel

Zubereitung:

1. Knochen waschen. In einen mit Wasser Topf geben, Wasser zum Kochen bringen und Knochen darin 3 Minuten bei starker Hitze kochen, durch ein Sieb abgießen, abtropfen lassen. Fleisch waschen, Suppengrün putzen, waschen, grob zerkleinern.
2. Zwiebel schälen, mit Lorbeerblatt mit Gewürznelke spicken. Petersilie, Thymian und Rosmarin waschen.
3. Alle Zutaten, außer Salz, in einen großen Topf füllen, Wasser eingießen, so dass alles gut bedeckt ist, aufkochen, salzen, dann 30 Minuten bei mittlerer Hitze offen kochen lassen, Schaum abschöpfen.
4. Wenn sich kein Schaum mehr bildet, Topf bis auf einen kleinen Spalt mit einem Deckel verschließen, 2,5 Stunden köcheln lassen.
5. Dann die Suppenknochen und -fleisch aus dem Topf nehmen. Ein Haarsieb mit einem Küchentuch auslegen, Rinderbrühe abseihen. Vor dem Anrichten Fett abschöpfen.

Guten Appetit!

Suppen

Karottencremesuppe mit Nuss-Croûtons

Fertig in: 35 Min

Portionen: 4

Nährwerte pro Portion: Energie 367 kcal; Eiweiß 7 g; Kohlenhydrate 51 g

Zutaten:

- 400 g Süßkartoffeln
- 500 g Karotten
- 400 ml Bio-Kokosmilch
- 1 säuerlicher Apfel
- 2 Knoblauchzehen
- 1 Zwiebel
- 3 EL Olivenöl
- 30 g Ingwer
- Etwas Ceylon-Zimt
- 3 TL Curry
- 3 EL walnusskerne
- 2 EL Limettensaft
- 2 Scheiben Vollkornbrot
- Pfeffer
- Salz

Zubereitung:

1. Karotten waschen, würfeln. Süßkartoffeln und Apfel waschen, schälen, würfeln. Zwiebel, Knoblauch und Ingwer schälen, würfeln.
2. 1 EL Öl in einem Topf erhitzen. Zwiebel, Knoblauch und Ingwer hinzugeben, kurz dünsten. Karotten, Süßkartoffeln und Apfel hinzugeben, kurz dünsten.
3. Kokosmilch umrühren, für die Deko 4 EL beiseitestellen. Karotten-Mix mit der restlichen Kokosmilch und 500 ml Wasser auffüllen. Karottensuppe mit Curry, Zimt, Salz und Pfeffer würzen, aufkochen, zugedeckt 15 Minuten köcheln lassen.
4. Brot würfeln, Walnüsse hacken. Öl erhitzen. Brotwürfel und Walnüsse hinzugeben, knusprig braten.
5. Karottensuppe pürieren, mit Salz, Pfeffer und Limettensaft abschmecken. Karottensuppe mit Kokosmilch dekorieren, Nuss-Croûtons darüberstreuen.

Guten Appetit!

Gemüsesuppe mit Fisch

Fertig in: 35 Min

Portionen: 4

Nährwerte pro Portion: Energie 215 kcal; Eiweiß 24 g; Kohlenhydrate 16 g

Zutaten:

- 600 ml Gemüsebrühe
- 400 g Seelachsfilet
- 200 g Karotten
- 200 g Blumenkohl
- 200 g Kartoffeln
- 2 Tomaten
- 1 Zucchini
- ½ Bund Petersilie
- 1 EL Olivenöl
- Saft einer Zitrone
- Salz

Zubereitung:

1. Seelachsfilet abspülen, trocknen, würfeln, Oregano waschen, Blättchen abzupfen. Fisch mit Oregano und Zitronensaft vermischen, marinieren lassen.
2. Blumenkohl putzen, waschen, in Röschen zerteilen. Karotten und Kartoffel schälen, waschen, würfeln. Öl in einem Topf erhitzen, Gemüse darin kurz andünsten. Brühe hinzugießen, 8 Minuten köcheln lassen.
3. Seelachs-Würfel, Oregano und Zitronensaft zur Suppe geben, 8 Minuten köcheln lassen.
4. Zucchini und Tomaten putzen, waschen, würfeln, in die Suppe geben, 5 Minuten köcheln lassen. Petersilie waschen, hacken, auf die Suppe streuen.

Guten Appetit!

Suppen

Wintersuppe mit Roter Bete, Birne und Kokos

Fertig in: 45 Min

Portionen: 4

Nährwerte pro Portion: Energie 432 kcal; Eiweiß 6 g; Kohlenhydrate 27 g

Zutaten:

- 600 g Rote Bete
- 100 g Knollensellerie
- 400 ml Gemüsebrühe
- 400 ml Bio-Kokosmilch
- 1 rote Zwiebel
- 30 g Ingwer
- 2 EL Olivenöl
- 2 Birnen
- 40 g Kokosraspel
- 2 TL Ceylon-Zimt
- Pfeffer
- Salz

Zubereitung:

1. Zwiebel und Ingwer hacken. Rote Bete, Birnen und Sellerie putzen, waschen, würfeln. Hälfte der Birnen für das Topping sehr fein würfeln.
2. Olivenöl in einem Topf erhitzen, Zwiebel und Ingwer darin dünsten.
3. Rote Bete, Sellerie und Birne zur Zwiebel-Ingwer zufügen, mitdünsten, dann mit Gemüsebrühe ablöschen, 30 Minuten köcheln lassen.
4. Kokosraspel ohne Fett unter Rühren anrösten, aus der Pfanne nehmen, abkühlen lassen.
5. Suppe pürieren, Kokosmilch einrühren, würzen.
6. Suppe in Schalen füllen, mit Birnenwürfel, Kokosraspeln und Zimt bestreuen.

Guten Appetit!

Hühnersuppe mit Pilzen und Nudeln

Fertig in: 55 Min

Portionen: 4

Nährwerte pro Portion: Energie 370 kcal; Eiweiß 30 g; Kohlenhydrate 36 g

Zutaten:

- 500 g Hähnchenbrustfilet am Knochen
- 200 ml Bio-Kokosmilch
- 100 g breite Reisnudeln
- 1 l Geflügelbrühe
- 25 g Ingwer
- 1,5 EL rote Currypaste
- 2 Stangen Zitronengras
- 150 g Maiskölbchen
- 1 rote Chilischote
- 100 g Zuckerschoten
- 100 g Shiitake-Pilze
- 30 g geröstete Erdnüsse
- 1 Bund Basilikum
- 1 Limette
- Salz

Zubereitung:

1. Nudeln al dente garen, abgießen, kalt abspülen, abtropfen lassen. Hähnchenbrust abspülen, trocknen, die Haut abziehen.
2. Hähnchenbrust, m Brühe und Currypaste in einen Topf geben, aufkochen.
3. Aufsteigenden Schaum mit einer Schaumkelle abschöpfen. Brühe mit Fleisch ca. 20 Minuten köcheln lassen.
4. Ingwer schälen, hacken. Zitronengrasstangen waschen, äußere Blätter entfernen, mit der flachen Seite eines Messers zerdrücken.
5. Chilischote waschen, halbieren, entkernen.
6. Ingwer, Zitronengras und Chili in den Topf geben, Suppe weitere 15 Minuten kochen lassen.

Suppen

7. Dann Hähnchenbrust herausnehmen, auf einem Teller abkühlen lassen. Maiskolben waschen, längs halbieren, Zuckerschoten putzen, waschen, quer halbieren.
8. Shiitakepilze putzen, Stiele entfernen, die Köpfe halbieren.
9. Hähnchenfleisch vom Knochen lösen, würfeln.
10. Limette auspressen. Erdnüsse hacken. Basilikum waschen, trockenschütteln, kleinschneiden.
11. Brühe wieder zum Kochen bringen. Maiskolben und Pilze zugeben, 5 Minuten köcheln. Zuckerschoten hinzugeben, noch 2 Minuten kochen.
12. Kokosmilch, Limettensaft und Hähnchenwürfel in den Topf füllen, aufkochen lassen.
13. Zitronengras entfernen. Nudeln hinzufügen, kurz erwärmen.
14. Die Suppe in Schälchen verteilen, mit gehackten Erdnüssen und Basilikum bestreut servieren.

Guten Appetit!

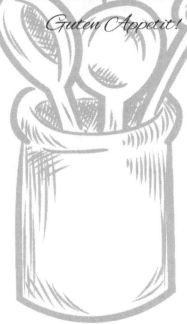

Fischsuppe mit ordentlich Knoblauch

Fertig in: 80 Min

Portionen: 4

Nährwerte pro Portion: Energie 280 kcal; Eiweiß 17 g; Kohlenhydrate 7 g

Zutaten:

- 650 ml Gemüsebrühe
- 2 Knoblauchknollen
- 4 Rotbarben-Filets ohne Haut
- 125 g Sojacreme
- 30 g Parmaschinken
- 2 EL gehackte Mandelkerne
- 3 Zwiebeln
- 3 EL Olivenöl
- 6 Zweige Thymian
- Pfeffer
- Salz

Zubereitung:

1. Knoblauchknollen quer halbieren, mit den Schnittflächen nach oben auf ein Stück Alufolie legen, würzen.
2. Thymian waschen, trocknen, 4 Zweige auf den Knoblauch legen. 1 EL Olivenöl darüber träufeln, Folie verschließen, im vorgeheizten Backofen bei 200 °C 40 Minuten backen.
3. Zwiebeln schälen, in Streifen schneiden.
4. Knoblauch aus der Folie entnehmen, etwas abkühlen lassen, dann die Knoblauchzehen herausdrücken.
5. 1 EL Olivenöl in einem Topf erhitzen, Zwiebeln darin glasig dünsten.
6. Thymianblätter von den übrigen Zweigen zupfen, zu den Zwiebeln geben, noch 3 Minuten dünsten.
7. Knoblauchzehen und Brühe hinzufügen, 15 Minuten köcheln lassen. Rotbarben-Filets abspülen, trocknen, quer halbieren, würzen.
8. Fettrand vom Parmaschinken lösen, Schinken in 8 Streifen schneiden, Fischstücke damit umwickeln.
9. Knoblauchsuppe pürieren, Sojacreme einrühren, aufkochen, würzen und warmhalten.
10. Mandeln in einer beschichteten Pfanne ohne Fett rösten, herausnehmen, Pfanne mit Küchenpapier ausreiben.
11. Restliches Öl hineingeben, Fischpäckchen von jeder Seite 2 Minuten anbraten. Knoblauchsuppe in Schälchen füllen, mit Mandeln bestreuen, mit den Fischpäckchen anrichten.

Guten Appetit!

Suppen

Kohlsuppe mit Lauch und weißen Bohnen

Fertig in: 50 Min

Portionen: 4

Nährwerte pro Portion: Energie 355 kcal; Eiweiß 20 g; Kohlenhydrate 43 g

Zutaten:

- 600 g Weißkohl
- 1 Stange Lauch
- 3 Karotten
- 1 Knoblauchzehe
- 1 Zwiebel
- 3 Kartoffeln
- 15 g Tomatenmark
- 2 EL Olivenöl
- 1 l Gemüsebrühe
- 400 g stückige Tomaten (Dose)
- 1 Lorbeerblatt
- 400 g weiße Bohnen
- 4 Stiele Petersilie
- 30 g Parmesankäse
- Chilipulver
- Pfeffer
- Salz

Zubereitung:

1. Weißkohl putzen, äußere Blätter entfernen, waschen, vierteln, Strunk entfernen, Kohl klein schneiden. Karotten putzen, schälen, in dicke Scheiben schneiden.
2. Lauch putzen, waschen, in Ringe schneiden. Zwiebel und Knoblauch würfeln. Kartoffeln schälen, waschen, in Stücke schneiden.
3. In einem Topf Öl erhitzen. Zwiebel kurz dünsten. Kohl, Karotten und Knoblauch hinzufügen, 5 Minuten dünsten.
4. Tomatenmark einrühren, kurz dünsten. Tomaten zum Gemüse geben, verrühren, Gemüsebrühe hinzugießen, Lorbeerblatt zugeben, l würzen.
5. Aufkochen, dann 15 Minuten köcheln lassen.
6. Bohnen abspülen, abtropfen lassen, mit Lauch und Kartoffeln in die Suppe geben, 20 Minuten köcheln lassen.
7. Parmesan reiben, Petersilie waschen, trocknen, hacken.
8. Suppe mit Parmesankäse und Petersilie bestreuen.

Guten Appetit!

Tomatensuppe mit geröstetem Brot

Fertig in: 40 Min

Portionen: 4

Nährwerte pro Portion: Energie 73 kcal; Eiweiß 1 g; Kohlenhydrate 7 g

Zutaten:

- 400 ml Gemüsebrühe
- 400 g Tomaten
- 20 g Butter/Margarine
- 2 Knoblauchzehen
- 1 Zwiebel
- 2 EL Thymian, frisch
- 1 Lorbeerblatt
- 1 TL getrockneter Rosmarin
- Schnittlauch
- Pfeffer
- Salz
- Zucker

Zubereitung:

1. Tomaten kreuzweise einschneiden, mit kochendem Wasser überbrühen, häuten, Stielansätze entfernen, dann vierteln.
2. Zwiebel und Knoblauch würfeln, Butte/Margarine in einem Topf erhitzen, Zwiebeln, Knoblauch und Tomaten darin braten.
3. Rosmarin, Lorbeer und Thymian zufügen, mit Brühe ablöschen.
4. Suppe ca. 20 Min. abgedeckt köcheln lassen, Lorbeerblatt entfernen, pürieren, mit Zucker, Salz und Pfeffer abschmecken.
5. Suppe in Schüsseln füllen, mit Schnittlauch garnieren.

Guten Appetit!

Suppen

Kartoffel-Fenchel-Suppe

Fertig in: 40 Min

Portionen: 1

Nährwerte pro Portion: Energie 200 kcal; Eiweiß 4 g; Kohlenhydrate 10 g

Zutaten:

- 100 g Kartoffeln, mehligkochend
- 800 ml Gemüsebrühe
- 2 Fenchelknollen
- 2 Knoblauchzehen
- 1 Zwiebel
- 100 g Knollensellerie
- 100 ml Sahne
- 2 EL Olivenöl
- 1 EL Zitronensaft
- 2 EL Créme fraîche
- Muskat
- Pfeffer
- Salz

Zubereitung:

1. Zwiebel und Knoblauch würfeln, Fenchelknollen, waschen, den Strunk entfernen, würfeln.
2. Fenchelgrün beiseitelegen, den Rest hacken. Kartoffeln und Sellerie schälen, waschen und würfeln.
3. Zwiebeln, Knoblauch und Fenchel in heißem Olivenöl andünsten, Brühe zugießen, Kartoffeln und Sellerie zugeben, aufkochen, dann 20 Minuten köcheln lassen.
4. Dann alles pürieren, Sahne zugießen, Crème fraîche einrühren, mit Zitronensaft, Salz, Muskat und Pfeffer abschmecken.
5. Mit Fenchelgrün garnieren.

Guten Appetit!

Brot & Brötchen

Es gibt eine riesengroße Auswahl an verschiedenen Broten und Brötchen.

Ganz nach Geschmack kann man zwischen einfachen Semmeln und gehaltvollem Vollkornbrot mit ganz vielen Körnern wählen.

Bei Divertikulitis sind leichte Brote zu bevorzugen, die den Darm schonen.

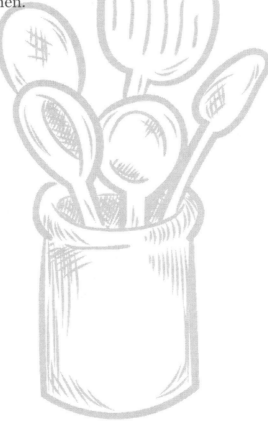

Dinkel-Vollkornbrötchen

Fertig in: 1 Stunde 35 Minuten

Portionen: 10 Brötchen

Nährwerte pro Brötchen: Energie 200 kcal; Eiweiß 7 g; Kohlenhydrate 37 g

Zutaten:

- 350 g Dinkel-Vollkornmehl
- 150 g Dinkelmehl Typ 1050
- 355 ml Haferdrink
- 1 EL Haferflocken
- 1 TL Mohnsamen
- 1 Päckchen Trockenbackhefe
- ½ TL Rohrohrzucker
- 1 TL Salz

Zubereitung:

1. Beide Mehle mit Salz vermengen, Hefe und Zucker hinzugeben und mit 350 ml Haferdrink zu einem glatten Teig kneten.
2. Diesen an einem warmen Ort abgedeckt eine Stunde gehen lassen.
3. Anschließend noch einmal durchkneten. Teig halbieren, zu zwei langen Würsten rollen und jeweils in fünf Stücke teilen.
4. Die Stücke zu Kugeln formen und auf ein mit Backpapier ausgelegtes Backblech legen.
5. Mit einem Messer in der Mitte etwas einschneiden, mit dem restlichen Haferdrink einpinseln und mit Haferflocken und Mohnsamen bestreuen.
6. Die Teiglinge weitere 30 Minuten an einem warmen Ort ruhen lassen. Backofen auf 200 Grad (Umluft 180 Grad) vorheizen. Danach das Blech in den Ofen schieben und ein feuerfestes Gefäß mit etwas Wasser auf den Boden des Ofens stellen. Brötchen ca. in 20 Minuten fertig backen. Dann aus dem Ofen nehmen und auf einem Kuchengitter auskühlen lassen.

Guten Appetit!

Burger-Buns aus Sauerteig

Fertig in: 14 Stunden 25 Minuten

Portionen: 4 Brötchen

Nährwerte pro Portion: Energie 370 kcal; Eiweiß 13 g; Kohlenhydrate 47 g

Zutaten:

- 20 g Weizen-Sauerteig
- 120 ml Wasser
- 140 g Weizen-Vollkornmehl
- 140 g Dinkelmehl Typ 1050
- 2 Eier
- ½ EL Honig
- 2 EL weiche Butter
- 1 TL Salz
- 2 EL weißer Sesam
- 1 EL Milch (3,5 % Fett)

Zubereitung:

1. Am Vorabend Weizen-Vollkornmehl und 120 ml Wasser gut verrühren. Abgedeckt bei Zimmertemperatur für 12 Stunden über Nacht quellen lassen.
2. Am nächsten Tag Dinkelmehl in einer Backschüssel abwiegen. Sauerteig, Honig und 1 Ei dazugeben und alles kneten. Butter untermengen. Salz in 20 g Wasser auflösen, zum Teig dazu geben und 10 Minuten kneten. Schüssel abdecken und 1 Stunde gehen lassen.
3. Teig in 4 Stücke teilen und diese zu Kugeln formen. Auf ein mit Backpapier ausgelegtes Backblech legen und je ca. 2 cm flach andrücken. Mit einem Geschirrtuch abdecken und weitere 45-60 Minuten gehen lassen.
4. 1 Ei mit 1 EL Milch verrühren und Burger-Buns damit einstreichen. Mit Sesam bestreuen und im vorgeheizten Backofen bei 200 °C (Umluft 180 °C; Gas) ca. 18–20 Minuten backen.
5. Vom Backblech nehmen und auf einem Kuchengitter auskühlen lassen.

Guten Appetit!

Brot & Brötchen

Vegane Burger-Brötchen

Fertig in: 1 Stunde 45 Minuten

Portionen: 8 Brötchen

Nährwerte pro Portion: Energie 307 kcal; Eiweiß 11 g; Kohlenhydrate 48 g

Zutaten:

- 64 g Hefe (1 ½ Würfel Hefe)
- 200 ml Haferdrink
- 4 EL geschrotete Leinsamen
- 2 EL Rohrohrzucker
- 5 EL Rapsöl
- 240 g Dinkelmehl Typ 630
- 160 g Weizen-Vollkornmehl
- 2 TL Salz
- 3 EL Sojacreme
- 5 EL Soja-Joghurt
- Nach Wunsch: Sesamsaat, Chiasamen und Schwarzkümmel

Zubereitung:

1. Hefe in eine Backschüssel zerbröseln, den Zucker darüber streuen und 5 Minuten zur Seite stellen, bis die Hefe flüssig ist.
2. Geschrotete Leinsamen mit 3 EL Haferdrink und 3 EL Rapsöl vermengen. Mit Mehl, Salz, Joghurt-Soja, Hefe und restlichem Haferdrink in die Backschüssel geben und mit einem Handrührgerät zu einem glatten Teig verarbeiten.
3. Teig an einem warmen Ort für 45 Minuten stellen, bis er sein Volumen ungefähr verdoppelt hat. Teig in 8 Portionen aufteilen, zu Kugeln formen und auf ein mit Backpapier belegtes Backblech geben. Nochmals 25 Minuten an einem warmen Ort gehen lassen.
4. Sojacreme mit restlichem Öl verrühren und die Burger-Brötchen damit einstreichen. Dann nach Belieben mit Sesam, Chia-Samen und Kümmel bestreuen. Im vorgeheizten Backofen bei 220 °C (Umluft 200 °C) etwa 12–15 Minuten backen. Burger-Brötchen auf einem Kuchengitter auskühlen lassen.

Guten Appetit!

Glutenfreie Brötchen

Fertig in: 1 Stunde 40 Minuten

Portionen: 20 Brötchen

Nährwerte pro Portion: Energie 105 kcal; Eiweiß 1 g; Kohlenhydrate 21 g

Zutaten:

- ½ Würfel frische Hefe (21 g)
- 500 g glutenfreies Mehl (für Brot / Brötchen)
- 1 TL Honig
- 2 EL geschrotete Leinsamen
- 350 ml lauwarmes Wasser
- Salz
- 20 ml Olivenöl
- 1 EL Sonnenblumenkerne
- 1 EL Mohn
- 1 EL Sesam

Zubereitung:

1. Hefe und Honig in etwas lauwarmem Wasser vermengen, bis sich beides aufgelöst hat.
2. Mehl, Leinsamen und etwas Salz in eine Backschüssel geben und in die Mitte eine Mulde drücken.
3. Die aufgelöste Hefe hineingeben und einem Handrührgerät verkneten.
4. Nach und nach das lauwarme Wasser und das Olivenöl untermengen. Den Teig mindestens 5 Minuten kneten.
5. Mit feuchten Händen auf ein mit Backpapier ausgelegtes Backblech kleine Brötchen formen und diese mit etwas Mehl bestauben.
6. Nach Belieben mit Mohn, Sonnenblumenkernen und Sesam bestreuen.
7. Brötchen abdecken und an einem warmen Ort für 1 Stunde gehen lassen.
8. Unter Dampf im vorgeheizten Backofen bei 200 °C (Umluft: 180 °C) ca. 18-20 Minuten fertig backen.

Guten Appetit!

Roggenbrötchen

Fertig in: 15 Stunden 30 Minuten

Portionen: 6 Brötchen

Nährwerte pro Portion: Energie 194 kcal; Eiweiß 6 g; Kohlenhydrate 39 g

Zutaten:

- 35 g Roggen-Sauerteigansatz
- 280 ml lauwarmes Wasser
- 100 g Weizen-Vollkornmehl
- 100 g Weizenmehl Typ 550
- 150 g Roggen-Vollkornmehl
- 8 g Salz
- 25 g Weizen-Vollkornmehl zum Bearbeiten

Zubereitung:

1. Am Vorabend das Anstellgut mit lauwarmem Wasser verrühren. Gesamtes Mehl hinzugeben und gut miteinander vermischen.
2. Abgedeckt 1 Stunde ruhen lassen. Salz hinzugeben und unterkneten. 30 Minuten ruhen lassen, anschließend Teig dehnen und falten.
3. Weitere 30 Minuten ruhen lassen und das Dehnen und Falten wiederholen.
4. Teig abgedeckt im Kühlschrank über Nacht gehen lassen.
5. Tags darauf den Teig aus dem Kühlschrank nehmen, etwas Mehl auf einer Arbeitsfläche ausstreuen und Teig darauf stürzen.
6. 6 gleich große Teiglinge abstechen. Teiglinge vorsichtig einmal falten, mit dem Schluss nach unten auf ein Bogen Backpapier legen.
7. Mit einem frischen Geschirrtuch abdecken und 1 Stunde ruhen lassen.
8. Teiglinge mit einem scharfen Messer oben einschneiden. Im vorgeheizten Backofen bei 240 °C (Umluft: nicht empfehlenswert!) auf einem heißen Backblech unter Wasserdampf für 18-20 Minuten fertig backen.

Guten Appetit!

Schwäbische Brötchen

Fertig in: 17 Stunden 10 Minuten

Portionen: 12 Brötchen

Nährwerte pro Portion: Energie 301 kcal; Eiweiß 11 g; Kohlenhydrate 60 g

Zutaten:

- 300 g Weizen-Vollkornmehl
- 15 g frische Hefe
- 300 ml kaltes Malzbier
- 700 g Dinkelmehl
- 50 g flüssiger Sauerteig (Fertigprodukt)
- 1 EL Salz

Zubereitung:

1. Für den Vorteig, 150 g Weizenmehl, 2 g Hefe und 75 ml kaltes Wasser vermengen.
2. Mit Frischhaltefolie luftdicht abdecken und über Nacht kaltstellen.
3. Am nächsten Tag restliches Weizenmehl mit Dinkelmehl, kaltem Malzbier, restlicher Hefe, Salz, flüssigem Sauerteig und 125 ml sehr kaltem Wasser sowie dem Vorteig mit dem Handrührgerät auf kleiner Stufe für 10 Minuten kneten.
4. Dann auf höherer Stufe in weiteren 10 Minuten zu einem glatten Teig kneten.
5. Den Teig in eine gefettete Form geben, auf circa 5 cm flach andrücken und mit Frischhaltefolie bedeckt weitere 4 Stunden gehen lassen.
6. Den Teig auf eine mit Wasser besprühten Arbeitsfläche zu Brötchen à ca. 100 g formen (mit angefeuchteten Händen) und auf Backpapier ablegen.
7. Dann 25 Minuten im vorgeheizten Backofen bei 240 °C (Umluft 220 °C) goldbraun backen.

Guten Appetit!

Sonntagsbrötchen

Fertig in: 1 Stunde 10 Minuten

Portionen: 8 Brötchen

Nährwerte pro Portion: Energie 153 kcal; Eiweiß 7 g; Kohlenhydrate 20 g

Zutaten:

- 225 g Weizenmehl Typ 1050
- ½ Päckchen Backpulver
- 125 g Quark (20 % Fett i. Tr.)
- 10 EL Milch
- 2 EL Keimöl
- 1 Ei
- Salz

Zubereitung:

1. Quark mit Öl, 5 EL Milch, Ei und etwas Salz vermengen.
2. Mehl und Backpulver vermischen und nach und nach erst untermischen, dann mit dem Handrührgerät unterkneten.
3. Den Teig zu einer Rolle formen und zugedeckt 25 Minuten ruhen lassen.
4. Den Teig in 8 Portionen teilen, dann zu Kugeln formen und auf ein mit Backpapier ausgelegtes Backblech legen.
5. Mit übriger Milch einpinseln, oben kreuzweise einschneiden und im vorgeheizten Backofen bei 200 °C (Umluft 180 °C) auf mittlerer Schiene ca. 19–22 Minuten backen.

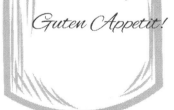

Guten Appetit!

Haferbrot

Fertig in: 1 Tag 1 Stunde 30 Minuten

Portionen: ca. 15 Scheiben

Nährwerte pro Portion: Energie 150 kcal; Eiweiß 5 g; Kohlenhydrate 23 g

Zutaten:

- 200 g Dinkel-Vollkornmehl
- 350 g Haferflocken
- 2 TL Salz
- 2 EL Leinsamen
- 2 EL Leinöl
- 4 g frische Hefe
- 1 TL gemahlene Fenchelsamen
- 1 TL gemahlene Koriandersamen

Zubereitung:

1. 50 g Haferflocken und etwas Salz mit 125 ml kochendem Wasser übergießen, zügig vermischen und etwa 10-12 Stunden bei Raumtemperatur quellen lassen.
2. 290 g Haferflocken in einem Mixer zu Mehl verarbeiten und zusammen mit Mehl, Leinsamen und 350 ml Wasser vermischen, abdecken und 30 Minuten bei Raumtemperatur gehen lassen.
3. Beide Teige, gemahlene Fenchel- und Koriandersamen, Leinöl und die frische Hefe vermischen und zu einem glatten Teig verarbeiten. Abdecken und nochmals 30 Minuten gehen lassen. Teig nochmals durchkneten, abgedeckt in ein Körbchen legen und im Kühlschrank 10–12 Stunden gehen lassen.
4. Anschließend noch mal 45–60 Minuten bei Raumtemperatur gehen lassen. Inzwischen ein Backblech mit Backpapier belegen und den Teig darauf stürzen, mit restlichen Haferflocken bestreuen. Im vorgeheizten Backofen bei 230 °C (Umluft 210 °C) 55-60 Minuten backen. Während der Backzeit eine mit Wasser gefüllt Auflaufform im Backofen stehen lassen, um Dampf zu erzeugen. Nach 15 Minuten die Backtemperatur auf 200 °C (Umluft 180 °C) runterschalten.

Guten Appetit!

Kürbisbrot

Fertig in: 1 Stunde 25 Minuten

Portionen: 20 Scheiben

Nährwerte pro Portion: Energie 162 kcal; Eiweiß 6 g; Kohlenhydrate 18 g

Zutaten:

- 500 g Dinkel-Vollkornmehl
- 450 g Kürbis nach Wahl (= 300 g Fruchtfleisch)
- 42 g Hefe
- ½ TL Honig
- 350 ml warme Milch
- 110 g Butter
- 1 TL Salz
- 65 g Kürbiskerne

Zubereitung:

1. Kürbis waschen, putzen und in kleine Würfel schneiden. Kürbiswürfel in einen Topf geben, mit Wasser bedeckt in 10 Minuten gar dünsten.
2. Anschließend abgießen, Fruchtfleisch klein pürieren und auskühlen lassen.
3. Mehl in eine Backschüssel geben, eine Mulde hineindrücken und Hefe in die Mulde hineinbröseln.
4. Mit Honig, Milch und etwas Mehl vom Rand zu einem Vorteig verrühren und zugedeckt an einem warmen Ort 15 Minuten quellen lassen. 100 g Butter schmelzen lassen.
5. Geschmolzene Butter, Salz, Kürbispüree und 50 g Kürbiskerne zum Vorteig geben und alles zu einem glatten Teig kneten.
6. Eine Kastenform mit restlicher Butter einfetten und mit Teig befüllen.
7. Zugedeckt nochmals 15 Minuten gehen lassen. Brot mit den übrigen Kürbiskernen bestreuen und im vorgeheizten Backofen bei 200 °C (Umluft 180 °C) 55-60 Minuten backen.

Guten Appetit!

Veganes Bananenbrot

Fertig in: 1 Stunde 20 Minuten

Portionen: 12 Scheiben

Nährwerte pro Portion: Energie 225 kcal; Eiweiß 4 g; Kohlenhydrate 33 g

Zutaten:

- 250 g Buchweizenmehl
- 50 g Haselnüsse
- 50 g Walnüsse
- 4 reife Bananen
- 2 EL gemahlene Mandeln
- 100 ml Pflanzendrink
- 1 TL „Naturally Good Rise & Shine"-Gewürz
- ½ TL Weinstein-Backpulver
- 100 g Cranberrys oder andere Beeren
- 1 TL Pflanzenöl

Zubereitung:

1. Den Backofen auf 180 °C (Umluft 160 °C) vorheizen. Haselnüsse in den Backofen auf ein Blech geben und ca. 10 Minuten anrösten.
2. Die Haselnussschale anschließend mit einem Handtuch abrubbeln und die Nüsse grob hacken. Walnüsse ebenso grob zerhacken.
3. Bananen schälen und mit der Gabel zerdrücken. Bananen, Rise & Shine-Gewürz und Pflanzen-Drink in einer großen Backschüssel mit einem Handmixer vermengen.
4. Mehl, Backpulver, Mandeln, Walnüsse und die Hälfte der Haselnüsse hinzufügen und ebenfalls untermixen.
5. Cranberrys oder andere Beeren in einen Topf geben und leicht einkochen, bis diese zerfallen.
6. Etwas abkühlen lassen und anschließend unter den Teig heben.
7. Den Teig in eine mit Öl gefettete Backform füllen und die übrigen Haselnüsse in den Teig geben. Veganes Bananenbrot im vorgeheizten Backofen bei 180 °C (Umluft 160 °C) ca. 55–60 Minuten hellbraun fertig backen.

Guten Appetit!

Rustikales Vollkornbrot

Fertig in: 2 Stunden 25 Minuten

Portionen: 10 dicke Scheiben

Nährwerte pro Portion: Energie 364 kcal; Eiweiß 12 g; Kohlenhydrate 64 g

Zutaten:

- 800 g Weizen-Vollkornmehl
- 200 g Roggen-Vollkornmehl
- 42 g frische Hefe
- 1 EL Salz
- 2 EL Sonnenblumenkerne
- 3 EL Sonnenblumenöl
- 2 EL Haferflocken
- Mehl zum Arbeiten

Zubereitung:

1. Die Hefe in 500 ml lauwarmem Wasser glatt verrühren. Mehl und Salz in eine Backschüssel geben, die aufgelöste Hefe und das Öl hinzugießen und alles mit dem Handrührgerät zu einem glatten Teig verkneten.
2. Bei Bedarf noch lauwarmes Wasser oder Mehl hinzugeben. Zugedeckt 45 Minuten an einem warmen Ort quellen lassen.
3. Den Teig dann auf bemehlter Arbeitsfläche durchkneten und dabei die Sonnenblumenkerne einarbeiten.
4. Den Teig zu einer länglichen Rolle formen und in eine gefettete und mit Haferflocken bestreute Form legen. Mit lauwarmem Wasser bestreichen und restliche Haferflocken aufstreuen. Zugedeckt noch einmal 15 Minuten gehen lassen.
5. Den Backofen auf 210 °C Unter- und Oberhitze vorheizen. Das Brot in den vorgeheizten Backofen auf die mittlere Schiene schieben und ca. 55-60 Minuten backen.
6. TIPP: Das Brot ist fertig, wenn es beim Klopfen auf die Unterseite hohl klingt.
7. Brot herausnehmen, aus der Form stürzen und auf einem Kuchengitter auskühlen lassen.

Guten Appetit!

Tomatenbrot

Fertig in: 16 Stunden 20 Minuten

Portionen: 20 Scheiben

Nährwerte pro Portion: Energie 139 kcal; Eiweiß 5 g; Kohlenhydrate 27 g

Zutaten:

- 675 g Dinkelmehl Typ 1050
- ½ Würfel frische Hefe
- 100 g Dinkel-Vollkornmehl
- 100 g getrocknete Tomaten
- 15 g Salz

Zubereitung:

1. Am Vorabend: 250 g Dinkelmehl Typ 1050 in eine Schüssel sieben, in die Mitte eine Mulde drücken und die frische Hefe hineinbröckeln.
2. 500 ml lauwarmes Wasser hinzugießen. Mit dem Knethaken des Handmixers 3 Minuten gut kneten.
3. Abdecken und 12 Stunden bei Zimmertemperatur stehen lassen.
4. Am folgenden Tag die getrockneten Tomaten hacken.
5. Tomaten, restliches Mehl und Salz zum Vorteig geben und mit den Knethaken des Handmixers kurz kneten.
6. Anschließend auf die mit Mehl bestäubte Arbeitsfläche geben und 10 Minuten mit den Händen durchkneten.
7. Teig in einer Backschüssel abgedeckt bei Zimmertemperatur quellen lassen, bis sich das Volumen verdoppelt hat.
8. Teig erneut auf die bemehlte Arbeitsfläche geben. 1 weiter Minute kneten und zu 2 ovalen Laiben formen.
9. Auf ein mit Backpapier belegtes Backblech legen.
10. Mit einem bemehlten Küchentuch bedeckt weitere 90 Minuten gehen lassen, das Volumen sollte sich nochmals verdoppeln.
11. Die gegangenen Brote auf die unterste Schiene in den auf 225 °C vorgeheizten Backofen (Umluft: 200 °C) legen und eine Auflaufform mit 200 ml Wasser für den Dampf hineinstellen. Brote 10 Minuten backen.
12. Wasserschale entfernen, die Hitze auf 200 °C reduzieren (Umluft: 180 °C) und die Brote weitere 25 Minuten backen. Auf einem Kuchengitter abkühlen lassen.

Guten Appetit!

Rosinensemmeln

Fertig in: 1 Stunde 50 Minuten

Portionen: 12

Nährwerte pro Portion: Energie 242 kcal; Eiweiß 9 g; Kohlenhydrate 35 g

Zutaten:

- 500 g Dinkelmehl Typ 1050
- ½ Würfel Hefe
- 220 ml lauwarme Milch
- 1 EL Honig
- 1 Prise Salz
- 60 g weiche Butter
- 2 Eier
- 2 Msp. Vanillepulver
- 40 g Rosinen
- ½ TL abgeriebene Bio-Zitronenschale

Zubereitung:

1. Mehl in eine Schüssel sieben, in der Mitte eine Mulde formen und frische Hefe hineinbröckeln, Honig hinzugeben und mit 5 EL Milch und etwas Mehl vermengen.
2. Mit Mehl bestäuben und zugedeckt 15 Minuten gehen lassen.
3. 50 g Butter, Salz, Eier, Vanillepulver, Rosinen und die abgeriebene Zitronenschale auf das Mehl geben und mit den Knethaken eines Handrührgeräts zu einem glatten Teig kneten.
4. Dabei so viel Milch hinzugeben, dass der Teig weich ist, aber nicht klebt. Den Teig zugedeckt an einem warmen Ort 30 Minuten zur doppelten Größe quellen lassen.
5. Teig in 12 Stücke aufteilen, zu Kugeln formen und nebeneinander in die Backform setzen. Nochmals 15 Minuten gehen lassen.
6. Rechteckige Backform (ca. 20 x 30 cm) mit übriger Butter einfetten. Teigkugeln im vorgeheizten Backofen bei 180 °C (Umluft: 160 °C) in 28-30 Minuten goldbraun ausbacken.

Guten Appetit!

Schnelle Hefebrötchen

Fertig in: 40 Minuten

Portionen: 12

Nährwerte pro Portion: Energie 194 kcal; Eiweiß 8 g; Kohlenhydrate 33 g

Zutaten:

- 510 g Dinkelmehl Typ 1050
- ½ Würfel Hefe
- 250 ml lauwarme Milch
- 1 TL Honig
- 1 TL Salz
- 1 Ei

Zubereitung:

1. 500 g Mehl in eine Schüssel sieben. Die Hefe in lauwarmer Milch auflösen und mit dem Honig vermengen. Das Ei trennen. Die Hefemilch mit Mehl, dem Eiweiß und Salz vermengen. Dann auf der bemehlten Arbeitsfläche 10 Minuten kneten. Den Teig in 12 Stücke schneiden, daraus längliche Brötchen formen und auf einem mit Backpapier belegten Backblech für 30 Minuten abgedeckt ruhen lassen.
2. Die Brötchen einige Millimeter tief der Länge nach einschneiden. Das Eigelb mit 2 TL Wasser verrühren und die Teigrohlinge damit einpinseln. Im vorgeheizten Backofen bei 200 °C (Umluft: 180 °C) ca. 15–18 Minuten goldgelb fertig backen.
3. Schüsselchen mit Butter bepinseln und den Rand jeweils mit einem Backpapierstreifen auslegen. Das Dinkel-Vollkornmehl, Weizenmehl, Salz, Backpulver, Natron und die Rosinen in einer Backschüssel vermengen. Eine Mulde in die Mitte drücken und die Buttermilch dazu gießen. Dann zu einem glatten Teig kneten.
4. Den Teig in 6 gleichgroße Stücke teilen und auf bemehlter Fläche zu Brötchen formen. In die Schüsselchen legen und im vorgeheizten Backofen bei 200 °C (Umluft: 180 °C) 18-20 Minuten backen. Zum Auskühlen auf einem Kuchengitter legen.

Guten Appetit!

Desserts

Für ein leckeres Dessert würden manche Menschen ihre Schwiegermutter verkaufen.

Aber jetzt im Ernst. So ein süßer Nachtisch rundet jede Mahlzeit ab und macht sie erst vollkommen.

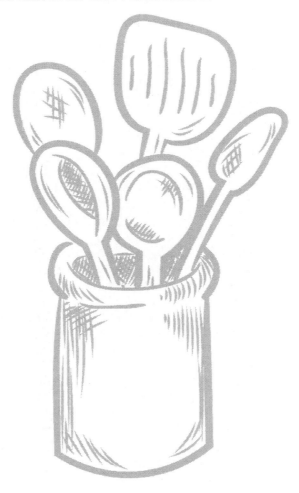

Schokoladenpudding mit Himbeeren und Chia

Fertig in: 2 Stunden 10 Minuten

Portionen: 4

Nährwerte pro Portion: Energie 180 kcal; Eiweiß 10 g; Kohlenhydrate 11 g

Zutaten:

- 400 ml Mandelmilch
- 250 g Himbeeren
- 50 g Chiasamen
- 254 g Mandelmus
- 20 g Kakaopulver, Natur
- Etwas Ceylon-Zimt
- 2 EL Ahornsirup
- 4 EL Soja-Joghurt

Zubereitung:

1. Chiasamen zu Mehl mixen, Kakaopulver, Zimt, Ahornsirup, Mandelmus und Mandelmilch hinzufügen, pürieren.
2. Chia-Schokoladenmousse in vier Gläser füllen, zwei Stunden in den Kühlschrank stellen. Himbeeren pürieren.
3. 1 EL Soja-Joghurt auf jede Mousse geben.
4. Pürierte Himbeeren darauf geben, sofort servieren.

Guten Appetit!

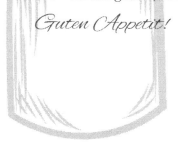

Quarkkeulchen

Fertig in: 75 Min

Portionen: 4

Nährwerte pro Portion: Energie 475 kcal; Eiweiß 17 g; Kohlenhydrate 67 g

Zutaten:

- 800 g Kartoffeln, mehligkochend
- 40 ml Rum
- 40 g Rosinen
- 3 EL Mehl Type 405
- ¼ TL Backpulver
- 50 g Zucker
- 2 Eier (M)
- 300 g Quark
- 1 TL Bio-Zitronenschale
- 1 EL Puderzucker
- 1 EL Butterschmalz

Zubereitung:

1. Rosinen in Rum einweichen.
2. Kartoffeln waschen, mit Schale ca. 30 Minuten kochen, abgießen, etwas ausdämpfen lassen, abpellen, zerstampfen.
3. Mehl und Backpulver mischen. Eier, abgetropfte Rosinen, Salz, Zucker, Zitronenschale, Mehl und abgetropften Quark mit den Kartoffeln vermengen.
4. Ca. 20 Minuten ruhen lassen.
5. Butterschmalz erhitzen, mit zwei Löffeln Nocken vom Teig abstechen, im heißen Butterschmalz schwimmend ca. 5 Minuten ausbacken, Vorgang wiederholen.
6. Auf Küchenpapier abtropfen lassen, mit Puderzucker bestäuben.

Guten Appetit!

Desserts

Vollkorn-Crumble mit Früchten

Fertig in: 45 Minuten

Portionen: 2

Nährwerte pro Portion: Energie 430 kcal; Eiweiß 6 g; Kohlenhydrate 50 g

Zutaten:

- 75 g Weizenvollkornmehl
- 60 g Kokosblütenzucker
- 60 g Butter/Margarine
- 250 g Brombeeren
- 1 Bio-Orange
- 1 reifer Pfirsich
- 1 TL gemahlener Ingwer
- Salz

Zubereitung:

1. Kokosblütenzucker, Mehl, Ingwer und etwas Salz mixen.
2. Butter in Stückchen hinzugeben, mixen, bis Streusel entstehen.
3. Pfirsich waschen, würfeln, Brombeeren kalt abspülen, Orange heiß abspülen, trocknen, Schale abreiben.
4. Früchte mit dem übrigen Zucker und Orangenschale vermischen, kurz ziehen lassen.
5. In eine Auflaufform geben.
6. Streusel darauf verteilen, im vorgeheizten Backofen bei 200 °C ca. 25 Minuten backen, herausnehmen, mit etwas Puderzucker bestäuben.

Guten Appetit!

Desserts

Soufflé mit Johannisbeeren

Fertig in: 70 Minuten

Portionen: 6

Nährwerte pro Portion: Energie 250 kcal; Eiweiß 12 g; Kohlenhydrate 18 g

Zutaten:

- 250 g Magerquark
- 125 g saure Sahne
- 4 Eier (M)
- 50 g Butter/Margarine
- 50 g Kokosblütenzucker
- 45 g Dinkelmehl Type 660
- 200 g rote Johannisbeeren
- ¼ TL Vanillepulver
- Etwas Salz
- Etwas Salz

Zubereitung:

1. Eier trennen, Eigelb, Kokosblütenzucker und Butter/Margarine cremig verrühren. Eiweiß und etwas Salz steif schlagen.
2. Quark, saure Sahne, Mehl und Vanillepulver zur Eier-Buttermischung geben, Eischnee unterheben.
3. Johannisbeeren waschen, abtropfen lassen. 6 Rispen beiseitelegen, übrige Beeren von den Rispen abstreifen, unter den Teig heben.
4. Teig in sechs Förmchen füllen. Im vorgeheizten Backofen bei 180 °C 35–40 Minuten backen.
5. Soufflés aus dem Backofen nehmen und mit den Johannisbeere-Rispen garnieren.

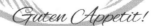

Desserts

Joghurteis mit Beeren

Fertig in: 4 Stunden 10 Minuten

Portionen: 6

Nährwerte pro Portion: Energie 230 kcal; Eiweiß 5 g; Kohlenhydrate 15 g

Zutaten:

- 400 g Joghurt 3,5 % Fett
- 300 g gemischte Beeren
- 150 ml Buttermilch
- 3 EL Honig
- ½ Bio-Zitrone

Zubereitung:

1. Beeren verlesen, waschen, abtropfen lassen, 4 EL beiseitelegen.
2. Zitrone heiß abspülen, trocknen, Zitronenschale abreiben, Saft auspressen, mit Beeren und Honig pürieren.
3. Joghurt und Buttermilch untermengen, Mischung in 4 Schälchen einfüllen, ca. 4 Stunden gefrieren lassen. Beeren-Joghurt-Eis mit den Beeren garnieren. Sofort servieren.

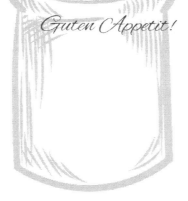

Guten Appetit!

Desserts

Walnussplätzchen

Fertig in: 1 Stunde 25 Minuten

Portionen: 40

Nährwerte pro Portion: Energie 80 kcal; Eiweiß 1 g; Kohlenhydrate 8 g

Zutaten:

- 200 g Dinkelvollkornmehl
- 100 g Dinkelmehl Type 630
- 150 g Butter/Margarine
- 1 Vanilleschote
- 60 g Kokosblütenzucker
- 150 g weiße Schokolade
- 30 g Walnusskerne
- 1 Ei (M)

Zubereitung:

1. Mark aus der Vanilleschote herauskratzen, mit Mehl, Butter/Margarine, Kokosblütenzucker und Ei zu einem geschmeidigen Mürbeteig kneten.
2. In Frischhaltefolie einwickeln, ca. 30 Minuten kaltstellen.
3. Teig 0,5 cm dick ausrollen, Kreise, ca. 3,5 cm, ausstechen.
4. Auf ein mit Backpapier belegtes Backblech legen. Im vorgeheizten Backofen bei 180 °C ca. 11 Minuten backen.
5. Herausnehmen, auf einem Gitter abkühlen lassen.
6. Schokolade hacken, über einem heißen Wasserbad schmelzen.
7. Walnusskerne in Scheiben schneiden.
8. Etwas Schokolade auf die Kekse geben, mit Walnusskernen belegen, fest werden lassen.

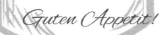

Guten Appetit!

Brotpudding

Fertig in: 75 Min

Portionen: 6

Nährwerte pro Portion: Energie 420 kcal; Eiweiß 13 g; Kohlenhydrate 53 g

Zutaten:

- 12 Scheiben Vollkorntoast
- 50 g Butter/Margarine
- 5 Eier (M)
- 350 ml Milch 3,5 % Fett
- 100 g Rosinen
- 50 ml Sahne
- 1 EL Puderzucker
- ½ TL Vanillepulver
- 2 EL Vollrohrzucker

Zubereitung:

1. Eine Auflaufform mit 5 g Butter/Margarine einfetten.
2. Vollkorntoastbrot dünn mit übriger Butter/Margarine bestreichen, diagonal durchschneiden.
3. Ein paar Rosinen in die Form einstreuen, Brotscheiben dachziegelartig darauflegen, Rosinen aufstreuen. 3–4 Lagen Toastbrot-Scheiben und Rosinen einschichten.
4. Eier, Vollrohrzucker, Vanillepulver, Sahne und Milch vermischen.
5. Durch ein Sieb auf die Brotscheiben streichen.
6. Im vorgeheizten Backofen bei 200 °C ca. etwa 45 Minuten backen.
7. Zum Anrichten mit Puderzucker bestreuen.

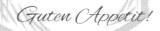

Guten Appetit!

Desserts

Zwetschgenkuchen

Fertig in: 2 Stunden

Portionen: 20

Nährwerte pro Portion: Energie 174 kcal; Eiweiß 5 g; Kohlenhydrate 30 g

Zutaten:

- 250 ml Buttermilch
- 1,5 kg Zwetschgen
- 75 g Butter/Margarine
- 250 g Dinkelmehl Type 1050
- 100 g Kokosblütenzucker
- 1 Würfel Hefe
- 250 g Grünkernmehl
- 1 Ei (M)
- 75 g Butter
- Etwas Salz
- 1 EL Zimt

Zubereitung:

1. Mehl in eine Backschüssel sieben, Kuhle in die Mitte drücken.
2. Hefe mit 1 TL Kokosblütenzucker in 125 ml Buttermilch auflösen, in die Kuhle einfüllen, mit etwas Mehl vom Rand bestäuben, abgedeckt ca. 12 Minuten gehen lassen.
3. Buttermilch, 70 g Kokosblütenzucker, Ei, Butter/Margarine i und Salz hinzugeben, mit dem Handmixer verkneten.
4. Mit einem feuchten Küchenhandtuch abdecken, an einem warmen Ort ca. 45 Minuten gehen lassen.
5. Zwetschgen waschen, durchschneiden, entsteinen.
6. Kokosblütenzucker und Zimt vermischen.
7. Ein Backblech mit Backpapier belegen. Teig durchkneten, auf das Blech legen, ausrollen, abgedeckt 34 Minuten gehen lassen.
8. Zwetschgen dicht an dicht in den Teig eindrücken. Mit Zimtzucker bestreuen, im vorgeheizten Backofen bei 180 °C (Mitte) ca. 46 Minuten backen.

Guten Appetit!

Apfeltarte

Fertig in: 1,5 Stunden

Portionen: 12

Nährwerte pro Portion: Energie 247 kcal; Eiweiß 5 g; Kohlenhydrate 25 g

Zutaten:

- 800 g Äpfel
- 150 g Weizenvollkornmehl
- 120 g Butter/Margarine
- 80 g Kokosblütenzucker
- 3 Eier (M)
- ½ TL Vanillepulver
- 3 EL Milch 3,5 % Fett
- 1 TL Backpulver
- 3 EL Mandelblättchen
- 50 g Apfelmus
- Etwas Salz
- ½ Bio-Zitrone
- 60 g gemahlene Mandeln

Zubereitung:

1. 100 g Butter/Margarine, Kokosblütenzucker, Vanillepulver und Salz schaumig schlagen. Eier nacheinander untermischen. Zitrone heiß abwaschen, trocknen, die Schale abreiben und Saft auspressen. Zitronenabrieb in die Mischung einrühren.
2. Mehl, gemahlene Mandeln und Backpulver vermischen, portionsweise abwechselnd mit Apfelmus und Milch in die Buttermischung einrühren. Äpfel schälen, Kerngehäuse entfernen, in dünne Spalten schneiden, mit Zitronensaft vermischen.
3. Rührteig in eine Springform füllen, die Äpfel mit den Spalten nach oben in den Teig geben. Im vorgeheizten Backofen bei 180 °C ca. 50 Minuten backen. Dann aus dem Ofen nehmen, abkühlen lassen. Übrige Butter/Margarine zerlassen, Mandelblättchen zugeben, kurz braten, dann auf dem Kuchen verteilen und mit etwas Puderzucker bestäuben.

Guten Appetit!

Käsekuchen

Fertig in: 2,5 Stunden

Portionen: 22

Nährwerte pro Portion: Energie 205 kcal; Eiweiß 11 g; Kohlenhydrate 24 g

Zutaten:

- 300 g Dinkelvollkornmehl
- 1,2 kg Magerquark
- 200 g Puderzucker aus Erythrit
- 170 g Kokosblütenzucker
- 5 Eier (M)
- 1 Bio-Zitrone
- 100 g Orangeat
- 50 g Speisestärke
- 1 Vanilleschote
- 150 g Butter/Margarine
- Etwas Salz

Zubereitung:

1. Mehl, 70 g Kokosblütenzucker, etwas Salz, 1 Ei und Butter/Margarine zügig zu einem geschmeidigen Mürbeteig verkneten, in Frischhaltefolie wickeln, dann ca. 30 Minuten kaltstellen.
2. Quark abtropfen lassen. Zitrone heiß abspülen, trocknen, Schale fein abreiben. Mark aus der Vanilleschote herauskratzen.
3. Übrige Eier trennen. Eiweiß mit etwas Salz steif schlagen. Eigelb und übrigen Kokosblütenzucker cremig schlagen. Quark, Zitronenschale, Vanillemark und Speisestärke untermischen. Eischnee unterheben.
4. Backblech mit Backpapier belegen. Mürbeteig ausrollen, auf das Backblech legen. Mit Quarkmasse bestreichen. Im vorgeheizten Backofen bei 180 °C ca. 1 Stunde backen. Eventuell abdecken.
5. Käsekuchen aus dem Backofen nehmen und abkühlen lassen.
6. Für den Guss Zitrone halbieren und Saft auspressen. Puderzucker aus Erythrit mit 2 EL Zitronensaft und 70 ml Wasser verrühren. Orangeat hacken, über den Kuchen bestreuen und trocknen lassen. In Stücke geschnitten servieren.

Guten Appetit!

Tarte mit Stachelbeeren

Fertig in: 2 Stunden 20 Minuten

Portionen: 14

Nährwerte pro Portion: Energie 154 kcal; Eiweiß 3 g; Kohlenhydrate 15 g

Zutaten:

- 100 g Dinkelvollkornmehl
- 20 g Dinkelmehl Type 630
- 500 g Stachelbeeren
- 2 Bio-Zitronen
- 125 ml Buttermilch
- 3 Blatt Gelatine oder Agar Agar
- 200 g saure Sahne
- 1 Ei (M)
- 10 g weiße Schokolade
- 110 g Joghurtbutter
- 80 g Kokosblütenzucker
- Etwas Salz
- 2 TL Weinsteinbackpulver

Zubereitung:

1. Stachelbeeren waschen, putzen.
2. Zitronen heiß abwaschen, trocknen, die Schale von einer Zitrone abreiben.
3. 100 g Joghurtbutter, 50 g Kokosblütenzucker und etwas Salz schaumig mixen.
4. Die Hälfte der abgeriebenen Zitronenschale und das Ei einrühren.
5. Dinkel-Vollkornmehl, Dinkelmehl und Backpulver vermengen, zur Buttermischung geben, 3 EL Buttermilch hinzugeben.
6. Eine Tarte-Form einfetten, den Teig einfüllen, mit Stachelbeeren bedecken. Tarte im vorgeheizten Backofen bei 180 °C ca. 25 Minuten backen.
7. Herausnehmen, auf einem Gitter abkühlen lassen.
8. Gelatine in kaltem Wasser einweichen. Die Zitrone mit der abgeriebenen Schale durchschneiden, Saft auspressen.
9. Kokosblütenzucker, saure Sahne, abgeriebene Zitronenschale, 2 EL Zitronensaft und Buttermilch vermischen.
10. Gelatine ausdrücken, erwärmen, bis sie aufgelöst ist.
11. 4 EL Buttermilchmischung in die Gelatine rühren, mit der restlichen Buttermilchmischung mischen, dann kühl stellen, bis sie dicklich ist.
12. Mischung in die Tarte-Mitte füllen, kühl stellen, bis sie fest geworden ist.
13. Schale der übrigen Zitrone abreiben und auf die Tarte streuen. Schokolade reiben, auf die Tarte streuen.

Guten Appetit!

Desserts

Erdbeer-Vanille-Tarte

Fertig in: 1 Stunde 40 Min

Portionen: 12

Nährwerte pro Portion: Energie 196 kcal; Eiweiß 4 g; Kohlenhydrate 13 g

Zutaten:

- 80 g Mandeln, gemahlen
- 100 g Dinkelvollkornmehl
- 100 g Butter/Margarine
- 400 g Erdbeeren
- 150 g Joghurt 3,5 % Fett
- 75 g Sahne
- 2 EL Zitronensaft
- 1 EL Honig
- 1 Vanilleschote
- 1 Ei (M)
- 50 g Kokosblütenzucker
- Etwas Ceylon-Zimt
- Etwas Salz
- Etwas Salz

Zubereitung:

1. Mehl, Mandeln, Salz, Zimt und Kokosblüten-Zucker mischen, auf eine Arbeitsplatte geben, eine Mulde hineindrücken, Butter in Flöckchen zerschneiden, auf dem Rand verteilen, das Ei hineingeben, dann alles schnell mit den Händen zu einem glatten Teig kneten, 30 Minuten in den Kühlschrank stellen.
2. Erdbeeren waschen, abtropfen lassen, zwei Drittel putzen, in Scheiben schneiden. Erdbeeren beiseitelegen.
3. Tarteform Butter einfetten. Teig auf einer bemehlten Fläche ein wenig größer als die Form ausrollen, hineinlegen und einen Rand formen, mit Backpapier bedecken, Hülsenfrüchten darauf verteilen. Teig im vorgeheizten Backofen bei 180 °C 20 Minuten backen. Hülsenfrüchte und Backpapier entfernen, Tarte noch weitere 10 Minuten backen. Herausnehmen und 12 Minuten abkühlen lassen.
4. Mark aus der Vanilleschote herauskratzen. Joghurt, Honig, Vanillemark und Zitronensaft vermengen. Sahne steif schlagen, unterheben. Creme auf den Kuchenboden geben. Erdbeerscheiben dachziegelartig darauflegen, ganze Erdbeeren in die Mitte geben.

Guten Appetit!

Desserts

Apfelcrumble

Fertig in: 40 Min

Portionen: 4

Nährwerte pro Portion: Energie 326 kcal; Eiweiß 4 g; Kohlenhydrate 38 g

Zutaten:

- 2 EL gehackte Mandelkerne
- 2 große Äpfel
- 2 EL flüssiger Honig
- 2 EL Zitronensaft
- 40 g brauner Zucker
- 40 g Butter/Margarine
- 1 EL kernige Haferflocken
- 2 EL Mehl

Zubereitung:

1. Den Ofen auf 200 °C Umluft vorheizen.
2. Äpfel waschen, schälen, würfeln, Zitronensaft und Honig zugeben, mischen. In 4 gefettete Förmchen füllen.
3. Mandeln, Zucker, Mehl, Haferflocken, Butter/Margarine und Zimt mit den Händen zügig zu Bröseln reiben, dann auf die Äpfel streuen.
4. Im vorgeheizten Ofen ca. 20 Minuten überbacken.

Guten Appetit!

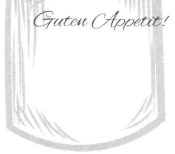

Desserts

Erdbeer-Crumble mit Kürbiskernen

Fertig in: 1 Stunde

Portionen: 8

Nährwerte pro Portion: Energie 228 kcal; Eiweiß 6 g; Kohlenhydrate 35 g

Zutaten:

- 100 g Dinkelvollkornmehl
- 50 g zarte Haferflocken
- 50 g kernige Haferflocken
- 30 g Kürbiskerne
- 800 g Erdbeeren
- 300 g Rhabarber
- 60 g Kokosöl
- 1 Vanilleschote
- 4 EL Honig
- 1 TL Ceylon-Zimt
- Etwas Salz
- Saft von einer halben Zitrone

Zubereitung:

1. Kürbiskerne grob zerhacken. Haferflocken, Dinkel-Vollkornmehl, Kürbiskerne, Zimt und Salz vermischen.
2. 1 EL Honig und Kokosöl hinzugeben, den Teig krümelig vermischen, dann beiseitestellen.
3. Mark aus der Vanilleschote herauskratzen. Erdbeeren putzen, waschen, durchschneiden.
4. Rhabarber putzen, waschen, Stücke schneiden. Mit Vanillemark, Zitronensaft und Honig vermischen.
5. Erdbeermasse in eine Form füllen. Teig krümelig aufstreuen, im vorgeheizten Backofen bei 175 °C 30 Minuten backen.

Guten Appetit!

Smoothies

Smoothies können eine ganze Mahlzeit ersetzen. Je nach Geschmack und Stimmung kann man zwischen süßen und herzhaft pikanten Drinks wählen.

Bei Divertikulitis sind fruchtige und grüne Smoothies die Favoriten.

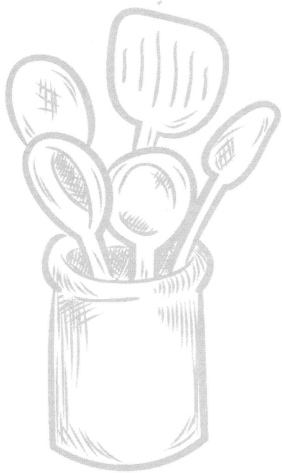

Smoothie mit Erdbeeren, Kiwis und Papaya

Fertig in: 10 Min

Portionen: 2

Nährwerte pro Portion: Energie 110 kcal; Eiweiß 3 g; Kohlenhydrate 20 g

Zutaten:

- 400 g Papaya
- 250 g Erdbeeren
- 2 Kiwis
- 2 Stiele Minze

Zubereitung:

1. Minze waschen, trocknen, Blättchen abzupfen und beiseitelegen.
2. Erdbeeren waschen, auf Küchenpapier legen, putzen, kleinschneiden, in ein hohes Gefäß legen, pürieren, in 2 Gläser füllen.
3. Kiwis schälen, würfeln, in ein hohes Gefäß füllen, pürieren, mit einem Löffel auf das Erdbeerpüree geben.
4. Papaya halbieren, Kerne entfernen. Fruchtfleisch aus der Schale herauslösen, zerkleinern, pürieren.
5. Vorsichtig in die Gläser füllen, mit Minze garniert servieren.

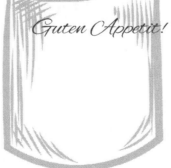

Guten Appetit!

Karotten-Spinat-Sellerie-Smoothie

Fertig in: 5 Min

Portionen: 1

Nährwerte pro Portion: Energie 54 kcal; Eiweiß 4 g; Kohlenhydrate 5 g

Zutaten:

- 100 ml Spinatsaft
- 50 ml Selleriesaft
- 100 ml Karottensaft
- ½ TL Leinöl
- 1 Stiel Petersilie, glatte
- Eiswürfel

Zubereitung:

1. Petersilie waschen, trocknen, Blättchen abzupfen, hacken.
2. Den Rand eines Glases mit Leinöl einstreichen, in die Petersilie drücken.
3. Möhren-, Sellerie- und Spinatsaft und Eiswürfel in ein hohes Gefäß füllen, vermischen, in ein Glas füllen.

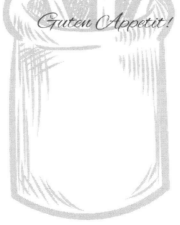

Guten Appetit!

Smoothies

Mango-Ingwer-Smoothie

Fertig in: 10 Min

Portionen: 1

Nährwerte pro Portion: Energie 150kcal; Eiweiß 2 g; Kohlenhydrate 24 g

Zutaten:

- 150 g Papaya
- 150 g Mango
- 1 Bio-Limette
- 1 Bio-Orange
- 1 gelbe Paprikaschote
- 300 ml Hafermilch
- 1 TL Kurkumapulver
- 100 g Himbeeren
- 100 g Blaubeeren
- 1 EL Leinöl
- Pfeffer
- Salz

Zubereitung:

1. Mango und Papaya würfeln, Paprikaschote putzen, waschen, würfeln, Orange und Limette auspressen.
2. Mango, Papaya, Paprika, Orangen- und Limettensaft, Kurkuma, Leinöl und Hafermilch pürieren.
3. Beeren abspülen, in ein Glas füllen, Smoothie auf die Beeren gießen und anrichten.

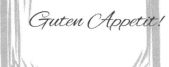

Guten Appetit!

Kokos-Heidelbeer-Smoothie

Fertig in: 10 Min

Portionen: 2

Nährwerte pro Portion: Energie 185 kcal; Eiweiß 2 g; Kohlenhydrate 30 g

Zutaten:

- 300 ml Mandelmilch
- 150 g Heidelbeeren
- 1 Banane
- 1 TL Kokosöl
- 2 TL Kokosraspel
- Etwas Ceylon-Zimt
- 2 getrocknete Datteln
- 3 Blätter Minze

Zubereitung:

1. Banane schälen, in Stücke schneiden, Datteln durchschneiden.
2. Kokosöl, Banane, Datteln, Heidelbeeren, Mandelmilch, Zimt und Kokosraspel pürieren.
3. Smoothie in zwei Gläser füllen, mit Kokosraspeln und Minze verzieren.

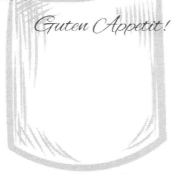

Guten Appetit!

Smoothies

Blaubeer-Smoothie

Fertig in: 15 Min

Portionen: 4

Nährwerte pro Portion: Energie 262 kcal; Eiweiß 9 g; Kohlenhydrate 27 g

Zutaten:

- 200 ml Mandelmilch
- 500 g Blaubeeren
- 400 g Soja-Joghurt
- 2 Bananen
- 15 g Sesam
- 15 g Kakao-Nibs
- 6 g Chiasamen
- 5 g Kakaopulver
- 40 g Acai-Pulver

Zubereitung:

1. Blaubeeren waschen, abtropfen lassen, Bananen schälen, in Stücke schneiden.
2. 400 g Blaubeeren, Acai-Pulver, Kakaopulver, Soja-Joghurt und Mandelmilch pürieren.
3. Chiasamen untermengen, dann Smoothie in vier Gläser füllen.
4. Kakao-Nibs, Sesam und übrige Beeren aufstreuen.

Guten Appetit!

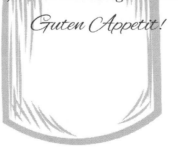

Pikanter-Pampelmusen-Smoothie

Fertig in: 10 Min

Portionen: 4

Nährwerte pro Portion: Energie 64 kcal; Eiweiß 1 g; Kohlenhydrate 11 g

Zutaten:

- 200 ml Tomatensaft
- 2 Pampelmusen
- 2 Knoblauchzehen
- 1 TL grüner Pfeffer
- Etwas Salz
- 4 Zweige Thymian
- 4 Eiswürfel

Zubereitung:

1. Pampelmusen durchschneiden, auspressen, 200 ml Saft abmessen.
2. Knoblauchzehen schälen und durchschneiden.
3. Thymian waschen, trocknen, beiseitelegen.
4. Pampelmusen- und Tomatensaft, Knoblauch und Pfefferkörner pürieren, in vier Gläser füllen, je einen Eiswürfel zugeben, etwas salzen, mit Thymian garnieren.

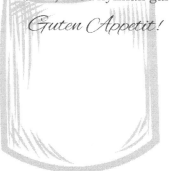

Guten Appetit!

Smoothies

Rote-Bete-Smoothie

Fertig in: 5 Min

Portionen: 1

Nährwerte pro Portion: Energie 70 kcal; Eiweiß 3 g; Kohlenhydrate 13 g

Zutaten:

- 150 ml Rote-Bete-Saft
- 50 ml Karottensaft
- 50 g Zwiebeln
- 1 Knoblauchzehe
- Schnittlauch
- 1 Eiswürfel

Zubereitung:

1. Zwiebel und Knoblauch schälen, beides mit einer Knoblauchpresse auspressen.
2. Mit Rote-Bete- und Karottensaft vermischen, Eiswürfel zugeben.
3. Schnittlauch waschen, trocknen, in den Smoothie hängen.

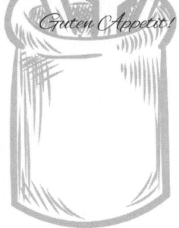

Guten Appetit!

Smoothie mit Brunnenkresse

Fertig in: 15 Min

Portionen: 2

Nährwerte pro Portion: Energie 4kcal; Eiweiß 2 g; Kohlenhydrate 5 g

Zutaten:

- 200 ml Mineralwasser
- 150 g Brunnenkresse
- ½ Gurke
- 1 Zwiebel
- 1 EL Zitronensaft
- Pfeffer
- Salz
- Zerstoßenes Eis

Zubereitung:

1. Brunnenkresse waschen, trocknen, ein paar Blätter beiseitelegen.
2. Zwiebel schälen, würfeln, Gurke waschen, längs halbieren, Fruchtfleisch würfeln.
3. 4 EL Gurkenwürfel beiseitelegen.
4. Übrige Gurkenwürfel, Kresse, Zwiebelwürfel, Zitronensaft, Mineralwasser und Eis in pürieren.
5. Smoothie würzen, in zwei Gläser füllen, mit Gurkenwürfeln und Kresse bestreuen.

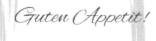

Guten Appetit!

Apfel-Cranberry-Smoothie

Fertig in: 15 Min

Portionen: 1

Nährwerte pro Portion: Energie 222 kcal; Eiweiß 4 g; Kohlenhydrate 42 g

Zutaten:

- 100 ml Molke
- 250 g Äpfel
- 100 g Cranberrys
- 50 ml Vanille-Joghurt 1,5 % Fett

Zubereitung:

1. Äpfel waschen, trocknen, von einem Apfel die Schale spiralförmig abschälen.
2. Beide Äpfel würfeln.
3. Cranberrys waschen, abtropfen lassen.
4. Apfelwürfel, Cranberrys und Vanillejoghurt pürieren, in ein Glas füllen, Molke zugießen, mit der Apfelschale verzieren.

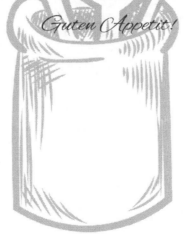

Kräuter-Früchte-Smoothie

Fertig in: 15 Min

Portionen: 4

Nährwerte pro Portion: Energie 105 kcal; Eiweiß 2 g; Kohlenhydrate 19 g

Zutaten:

- 500 ml Mineralwasser
- 2 Handvoll gemischte Kräuter
- 150 g Spinat
- 1 Orange
- 1 Apfel
- 1 TL Olivenöl

Zubereitung:

1. Spinat und Kräuter putzen, waschen, und trocknen, ein paar Kräuter beiseitelegen.
2. Apfel waschen, schälen, würfeln, Orange auspressen.
3. Spinat, Kräuter, Apfelwürfel und Orangensaft pürieren.
4. Öl hinzugeben, mit Wasser auffüllen, mixen, Smoothie in vier Gläser füllen, mit Kräutern als Garnitur anrichten.

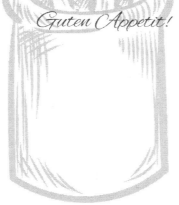

Guten Appetit!

Schlussworte

Ob im akuten Krankheitsfall, zur Vorbeugung oder Nachsorge, Sie haben mit diesem Kochbuch alles richtig gemacht.

Ich möchte mich bei Ihnen für den Kauf dieses Buches bedanken.

Ihr Darm reagiert, wenn es Ihnen nicht gut geht.

Diese Kontrollinstanz ist wichtig und muss wahrgenommen werden.

Mit einer gesunden Ernährung sind Sie nicht nur besser gewappnet vor Erkrankungen, Sie sind auch leistungsfähiger, im beruflichen und privaten Bereich.

Somit haben Stress und andere belastende Faktoren wiederum weniger Angriffsfläche.

Sie bleiben insgesamt gesünder.

Sagen Sie der Divertikulitis den Kampf an. Einen sanften Kampf, mit der besten Waffe, die Sie haben können, einer Ernährung, die gesund hält und bei der der Genuss nicht ausbleiben darf.

Somit haben Sie das Handwerkszeug, dass Sie benötigen, um schwerwiegende Krankheitsverläufe abzumildern oder gar nicht erst aufflammen zu lassen.

Ihr Darm verdaut das, was Sie essen und trinken.

Folgen Sie meinen Empfehlungen und Sie werden es sich selbst am meisten danken.

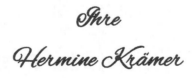

14 Tage Ernährungsplan

Ich habe Ihnen hier einen 14 Tage Ernährungsplan zusammengestellt.

Das soll Ihnen den Einstieg in ein gesünderes Leben erleichtern. So müssen Sie nicht jeden Tag groß nachdenken, was Sie kochen sollen, sondern können stets auf diesen Plan zurückgreifen. Sie können den Plan an jedem beliebigen Wochentag beginnen.

Natürlich dürfen Sie auch einzelne Gerichte austauschen, damit Sie besser in Ihren Alltag passen.

Der Plan soll Ihnen eine Inspiration sein und Spaß am Kochen bereiten.

Tag 1
Frühstück: Hüttenkäse mit Brombeeren und Hafer
Mittagessen: Wildreis mit Chili sin Carne
Abendessen: Crostini mit Erbsen

Tag 2
Frühstück: Bowl mit Quinoa
Mittagessen: Gratin mit Sauerkraut und Apfel
Abendessen: Wintersuppe mit Roter Bete, Birne und Kokos

Tag 3
Frühstück: Reis mit Joghurt und frischen Früchten
Mittagessen: Karottenrohkost mit Lupinenbratlingen
Abendessen: Nudeln Carbonara

Tag 4
Frühstück: Toast mit Avocado und Koriander und pikantem Tomatensaft
Mittagessen: Gratin mit Sauerkraut und Apfel
Abendessen: Lamm-Kebap mit Joghurtsoße

Tag 5
Frühstück: Pochierte Eier mit Joghurt-Kräutersoße
Mittagessen: Sesamlachs mit Zucchini-Spaghetti und Pesto aus Avocado
Abendessen: Crostini mit Erbsen

14 Tage Ernährungsplan

Tag 6
Frühstück: Fladenbrot mit Rührei und Pilzen
Mittagessen: Mit Couscous und Aprikosen gefüllte Zwiebeln
Abendessen: Apfel-Karotten-Sala

Tag 7
Frühstück: Maiswaffeln mit Artischockencreme und Mandeln
Mittagessen: Gratin mit Sauerkraut und Apfel
Abendessen: Gebratenes Brot mit Kirschtomaten und Zucchini

Tag 8
Frühstück: Müsli mit Buttermilch und Früchten
Mittagessen: Polenta mit Spinat-Fenchel-Gemüse
Abendessen: Karottencremesuppe mit Nuss-Croûtons

Tag 9
Frühstück: Fladenbrot mit Rührei und Pilzen
Mittagessen: Spaghetti mit Tomaten-Gemüse-Pesto
Abendessen: Zucchinisuppe

Tag 10
Frühstück: Russische Eier
Mittagessen: Hähnchenpfanne mit Brokkoli und Paprika
Abendessen: Mediterraner Nudelsalat

Tag 11
Frühstück: Quark mit gemischten Früchten
Mittagessen: Karottenrohkost mit Lupinenbratlingen
Abendessen: Backkartoffeln mit Roter Bete

Tag 12
Frühstück: Bowl mit Quinoa
Mittagessen: Wildreis mit Chili sin Carne
Abendessen: Fischsuppe mit ordentlich Knoblauch

Tag 13
Frühstück: Quark-Quinoa-Auflauf mit Früchten
Mittagessen: Kabeljau mit Salat und Nüssen
Abendessen: Lauwarmer Kichererbsen-Kürbissalat

Tag 14
Frühstück: Müsli mit Buttermilch und Früchten
Mittagessen: Karottenrohkost mit Lupinenbratlingen
Abendessen: Blumenkohlbratlinge an Minz-Joghurt

Haftungsausschluss

Die Umsetzung aller enthaltenen Informationen, Anleitungen und Strategien dieses Werkes erfolgt auf eigenes Risiko. Für etwaige Schäden jeglicher Art kann der Autor aus keinem Rechtsgrund eine Haftung übernehmen. Für Schäden materieller oder ideeller Art, die durch die Nutzung oder Nichtnutzung der Informationen bzw. durch die Nutzung fehlerhafter und/oder unvollständiger Informationen verursacht wurden, sind Haftungsansprüche gegen den Autor grundsätzlich ausgeschlossen. Ausgeschlossen sind daher auch jegliche Rechts- und Schadensersatzansprüche. Dieses Werk wurde mit größter Sorgfalt nach bestem Wissen und Gewissen erarbeitet und niedergeschrieben. Für die Aktualität, Vollständigkeit und Qualität der Informationen übernimmt der Autor jedoch keinerlei Gewähr. Auch können Druckfehler und Falschinformationen nicht vollständig ausgeschlossen werden. Für fehlerhafte Angaben vom Autor kann keine juristische Verantwortung sowie Haftung in irgendeiner Form übernommen werden.

Urheberrecht

Alle Inhalte dieses Werkes sowie Informationen, Strategien und Tipps sind urheberrechtlich geschützt. Alle Rechte sind vorbehalten. Jeglicher Nachdruck oder jegliche Reproduktion – auch nur auszugsweise – in irgendeiner Form wie Fotokopie oder ähnlichen Verfahren, Einspeicherung, Verarbeitung, Vervielfältigung und Verbreitung mit Hilfe von elektronischen Systemen jeglicher Art (gesamt oder nur auszugsweise) ist ohne ausdrückliche schriftliche Genehmigung des Autors strengstens untersagt. Alle Übersetzungsrechte vorbehalten. Die Inhalte dürfen keinesfalls veröffentlicht werden. Bei Missachtung behält sich der Autor rechtliche Schritte vor.

Impressum

© Hermine Krämer

2022

2. Auflage

Alle Rechte vorbehalten

Nachdruck, auch in Auszügen, nicht gestattet

Kein Teil dieses Werkes darf ohne schriftliche Genehmigung des Autors in irgendeiner Form reproduziert, vervielfältigt oder verbreitet werden

Kontakt: S & L Breunung, Bockemühlstraße 7, 01279 Dresden

Saxony/ Germany

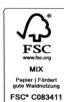